Kohlhammer

Die Herausgeberin

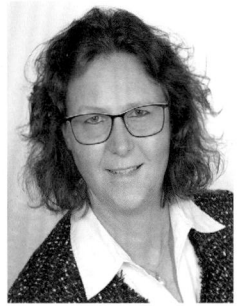

Andrea Kuphal, LL.M., Krankenschwester, Dipl.-Pflegewirtin (FH), ab 2009 Pflegedienstleiterin bzw. Pflegedirektorin in zwei geriatrischen Akut- und Rehabilitationskliniken in Sachsen, Vorstandsmitglied im Bundesverband Geriatrie e. V., Stellvertretende Vorsitzende Pflegerat Sachsen, Vorstandsmitglied der Deutschen Fachgesellschaft Aktivierend-therapeutische Pflege e. V.

Andrea Kuphal (Hrsg.)

Aktivierend-therapeutische Pflege in der Geriatrie

Band 3: Dokumentation und Pflegestandards

Auf Initiative des Bundesverbandes Geriatrie e. V.

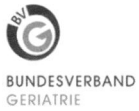

Verlag W. Kohlhammer

Dieses Werk einschließlich aller seiner Teile ist urheberrechtlich geschützt. Jede Verwendung außerhalb der engen Grenzen des Urheberrechts ist ohne Zustimmung des Verlags unzulässig und strafbar. Das gilt insbesondere für Vervielfältigungen, Übersetzungen, Mikroverfilmungen und für die Einspeicherung und Verarbeitung in elektronischen Systemen.

Die Wiedergabe von Warenbezeichnungen, Handelsnamen und sonstigen Kennzeichen in diesem Buch berechtigt nicht zu der Annahme, dass diese von jedermann frei benutzt werden dürfen. Vielmehr kann es sich auch dann um eingetragene Warenzeichen oder sonstige geschützte Kennzeichen handeln, wenn sie nicht eigens als solche gekennzeichnet sind.

Es konnten nicht alle Rechtsinhaber von Abbildungen ermittelt werden. Sollte dem Verlag gegenüber der Nachweis der Rechtsinhaberschaft geführt werden, wird das branchenübliche Honorar nachträglich gezahlt.

Dieses Werk enthält Hinweise/Links zu externen Websites Dritter, auf deren Inhalt der Verlag keinen Einfluss hat und die der Haftung der jeweiligen Seitenanbieter oder -betreiber unterliegen. Zum Zeitpunkt der Verlinkung wurden die externen Websites auf mögliche Rechtsverstöße überprüft und dabei keine Rechtsverletzung festgestellt. Ohne konkrete Hinweise auf eine solche Rechtsverletzung ist eine permanente inhaltliche Kontrolle der verlinkten Seiten nicht zumutbar. Sollten jedoch Rechtsverletzungen bekannt werden, werden die betroffenen externen Links soweit möglich unverzüglich entfernt.

1. Auflage 2021

Alle Rechte vorbehalten
© W. Kohlhammer GmbH, Stuttgart
Gesamtherstellung: W. Kohlhammer GmbH, Stuttgart

Print:
ISBN 978-3-17-033796-1

E-Book-Formate:
pdf: ISBN 978-3-17-033797-8
epub: ISBN 978-3-17-033798-5
mobi: ISBN 978-3-17-033799-2

Vorwort

Liebe Leserin, lieber Leser,
die Erstellung dieses 3. Bandes innerhalb der ATP-G-Reihe hat gedauert.

Die Notwendigkeit zur Erstellung von Musterpflegestandards besteht schon seit längerem. Jeder, der den umfangreichen Dokumentationsanforderungen, die inzwischen an viele Leistungserbringer im deutschen Gesundheitswesen gestellt werden, gegenübersteht, wünscht sich Dokumentationsabbau oder zumindest -erleichterung. Dieser Gedanke war Triebfeder der Entwicklung.

Die intensive Zeit der Erstellung der Musterpflegestandards lag in den Jahren 2016 und 2017. Welche Überlegungen uns leiteten und der Entwicklungsprozess wird kurz in der Präambel zu den Musterpflegestandards skizziert (▶ Teil II, Kap. 3). Dort finden Sie auch die Autorinnen und Autoren und wichtige Unterstützer dieses Entwicklungsprozesses. Ohne das Engagement dieser Personen gäbe es dieses Buch nicht! Vielen Dank dafür!

Nach Erstellung der Musterpflegestandards wurden diese Ergebnisse in ATP-G-Pflegefachtagungen vorgestellt und diskutiert. Diese Veranstaltungen des Bundesverbandes Geriatrie e. V. fanden an unterschiedlichen Orten statt, beispielsweise in Fulda, in Kiel, in Mannheim, in Traunstein oder im brandenburgischen Klettwitz. Zu jeder einzelnen Veranstaltung konnten wir ca. 100 Teilnehmer, überwiegend pflegerische Praktikerinnen und Praktiker, begrüßen. Somit hatten wir die Chance, viele verschiedene Meinungen zu hören, regionale Besonderheiten zu erfassen und neben den Pflegeexperten auch Pflegepraktiker in die weitere Entwicklung einzubeziehen.

Als Ergebnis der Diskussionen der Pflegefachtagungen fand eine Überarbeitung der Musterpflegestandards statt im Sinne einer Konkretisierung von Begrifflichkeiten, Schärfung von Begriffskomplexen und der Entwicklung der Systematik, mit der nun die eineindeutige Kennzeichnung der Begriffskomplexe innerhalb eines Musterpflegestandards und ebenso ein Vergleich zwischen den sieben themenspezifischen Musterpflegestandards möglich ist.

Dieser Entwicklungsprozess ist nicht abgeschlossen, wird nie abgeschlossen sein. Begrifflichkeiten befinden sich im Wandel. Die Deutsche Fachgesellschaft für Aktivierend-Therapeutische Pflege (DGATP) e. V. definiert seit ihrer Gründung im Jahr 2016 pflegerische Begrifflichkeiten und schafft damit Klarheiten, nicht nur für den Bereich der Geriatrie. Auch haben sich Rahmenbedingungen pflegerischer Arbeit geändert. Als Stichpunkte will ich hier nur das Pflegeberufegesetz, die Ausgliederung der Pflege aus dem DRG-System, PPR 2.0 usw. nennen. Seit Anfang 2020 beschäftigen uns SARS-CoV-2 und COVID-19. Das Gesundheitswesen hat also in den letzten Jahren durchaus tiefgreifende Veränderungsprozesse erlebt und durchlebt diese aktuell immer noch.

Trotzdem ist es nun an der Zeit, die Musterpflegestandards zu veröffentlichen. Pflegerische Arbeit ist immer noch und immer wieder gefordert, geriatrische Patienten sollen auf hohem Niveau aktivierend-therapeutisch gepflegt und behandelt werden, Berufseinsteiger oder -rückkehrer brauchen verständliche Arbeitsmittel. Dazu kann dieser Band 3 einen Beitrag leisten. Die Musterpflegestandards sind ein Angebot, eigene Gedanken sind erforderlich, um daraus ein anwendungsbereites, taugliches Arbeitsmittel zu erstellen!

Die weiteren Texte dieses Bandes sollen die begleitenden Aspekte des Entstehens und der Auseinandersetzung um und mit den Musterpflegestandards erläutern. Das Kapitel zu den Fort- und Weiterbildungsangeboten der ZERCUR GERIATRIE®-Reihe rundet die Sicht auf das Kernstück dieses Band 3 der ATP-G-Reihe ab (▶ Teil III).

Symbolischer Wegweiser dieses Prozesses war und ist mir folgendes Zitat von Werner von Siemens: »*Es kommt nicht darauf an, mit dem Kopf durch die Wand zu gehen, sondern mit den Augen die Tür zu finden.*«

In diesem Sinne wünsche ich Ihnen, verehrte Leserinnen und Leser, einen klaren Blick, Geduld mit sich selbst und Ihrem (beruflichen) Umfeld sowie viel Spaß mit diesem Buch!

Andrea Kuphal, September 2020

Inhalt

Vorwort 5

Teil I Dokumentation

1 Die Dokumentation der Aktivierend-therapeutischen Pflege in der Geriatrie (ATP-G) 11
Andrea Kuphal

    1.1 Gesetzlich fixierte Grundlagen der Dokumentation 11
        1.1.1 Grundlagen für die Patientendokumentation 12
        1.1.2 Grundlagen der Pflegedokumentation 13
        1.1.3 Berufsordnungen 17
        1.1.4 Konklusion 19
    1.2 Anforderungen an die Dokumentation 20
        1.2.1 Inhaltlich korrekte Dokumentation 20
        1.2.2 Zeitlich korrekte Dokumentation 21
        1.2.3 Personalisierung der Dokumentation 22
        1.2.4 Weitere Anforderungen an die Dokumentation 23
    1.3 Besonderheiten der Dokumentation der Aktivierend-therapeutischen Pflege in der Geriatrie (ATP-G) anhand von Beispielen 23
        1.3.1 Aspekte der Beziehungsarbeit 23
        1.3.2 Bewegung 24
        1.3.3 Selbstversorgung 24
    1.4 Abschließende Gedanken 25
        Literatur 26

Teil II Pflegestandards

1 Allgemeine Bedeutung von Pflegestandards 29
Carsten Klein

    1.1 Grundlagen und Funktionen der Dokumentation 29
    1.2 Grundlagen von Pflegestandards 30
    1.3 Dokumentation unter Zuhilfenahme von Pflegestandards 30
        1.3.1 Haftungsrechtliche Sicht 31
        1.3.2 Leistungsrechtliche Sicht 32
    1.4 Zusammenfassung 32
        Literatur 32

2	Arbeiten mit Pflegestandards	33
	Katharina Schuhmann	
	2.1 Rahmenbedingungen pflegerischer Arbeit und Innovationsfreudigkeit	33
	2.2 Begriffsdefinition Pflegestandard	34
	2.3 Vor- und Nachteile von Pflegestandards	34
	2.4 Innovationstheoretische Überlegungen	35
	2.4.1 Innovationsprozess/-verläufe in einer Organisation	36
	2.4.2 Ergebnisse von Innovationsprozessen	38
	2.4.3 Der entscheidende Faktor Mensch	39
	2.5 Förderliche und hinderliche Faktoren zur Implementierung von Pflegestandards	39
	Literatur	41
3	**Präambel Musterpflegestandards**	**43**
	Literatur	47
4	**Musterpflegestandards**	**48**
	4.1 Beziehungsarbeit	49
	4.2 Bewegen	55
	4.3 Körperpflege	60
	4.4 Kleiden	64
	4.5 Nahrungsaufnahme ohne Kau- und/oder Schluckstörung	69
	4.6 Nahrungsaufnahme mit Kau- und/oder Schluckstörung	74
	4.7 Ausscheidung	80

Teil III ZERCUR GERIATRIE® Bildungsprogramm

1	Weiterbildungsprogramm ZERCUR GERIATRIE®	87
	Michaela Brooksiek & Kristina Oheim	
	1.1 ZERCUR GERIATRIE® – Basislehrgang	88
	Michaela Brooksiek	
	1.2 ZERCUR GERIATRIE® – Pflegehelfer	90
	Michaela Brooksiek	
	1.3 ZERCUR GERIATRIE® – Fachweiterbildung Pflege	91
	Kristina Oheim	
	1.4 ZERCUR GERIATRIE® – Fachweiterbildung Therapeuten	93
	Kristina Oheim	
	1.5 Weiterbildungskonzept ZERCUR GERIATRIE® – Weiterentwicklung	94

Die Autorinnen, der Autor	95
Stichwortverzeichnis	97

**Teil I
Dokumentation**

1 Die Dokumentation der Aktivierend-therapeutischen Pflege in der Geriatrie (ATP-G)

Andrea Kuphal

Dokumentation ist aus dem pflegerischen Beruf nicht mehr wegzudenken – im Gegenteil! Die Dokumentationsanforderungen erhöhen sich – gefühlt – ständig. Pflegende beklagen, dass sich die Zeit für die Patientenversorgung deshalb verringert. Das hört man sowohl aus dem akutstationären Bereich als auch aus dem Rehabilitationsbereich. In beiden benannten Sektoren ist geriatrische Versorgung zu finden. Folgerichtig ist auch in beiden Bereichen Aktivierend-therapeutische Pflege zu dokumentieren. Diese Veröffentlichung soll etwas mehr Klarheit in die Thematik Dokumentationsanforderungen bringen.

Dazu werden

- gesetzlich fixierte Grundlagen beleuchtet,
- der Frage nachgegangen, wie zu dokumentieren ist und
- die Besonderheiten der Dokumentation der Aktivierend-therapeutischen Pflege in der Geriatrie (ATP-G) anhand von Beispielen dargestellt.

Insgesamt soll die Veröffentlichung dazu beitragen, das »Schreckgespenst« Dokumentation zu enttarnen und der Leserin die Entscheidung, was wann wie festzuhalten ist bezüglich des pflegerischen Handelns zu erleichtern. Die Begrifflichkeit »Patient« beinhaltet sowohl Menschen, die (akut)stationär versorgt werden, als auch Personen, die sich in der rehabilitativen Versorgung befinden. Insofern findet der Begriff »Rehabilitand« keine explizite Verwendung, ist aber immer mit gemeint. Da der Pflegeberuf ein überwiegend von Frauen ausgeübter Beruf ist, verwendet die Autorin im Text die weibliche Form bezüglich der Berufsangehörigen. Alle anderen Kollegen fühlen sich bitte inhaltlich selbstverständlich ebenso angesprochen.

1.1 Gesetzlich fixierte Grundlagen der Dokumentation

In deutschen Gesetzen und Verordnungen finden sich mehrere Ausführungen zur Thematik Dokumentation. Hierbei ist zwischen Patientendokumentation und Pflegedokumentation zu unterscheiden. In der Patientendokumentation werden sämtliche Papiere bzw. elektronischen Abschnitte eines Behandlungsfalls zusammengefasst, darunter auch die Pflegedokumentation. Letztere ist der Teil, in dem Pflegende alle pflegerischen Aspekte des Behandlungsfalls dokumentieren. Selbstverständlich sollten alle Teile der Patientendokumentation im Rahmen datenschutzrechtlicher Bestimmungen geschützt und mindestens einsehbar zur Verfügung stehen für alle an der Behandlung beteiligten Personen.

1.1.1 Grundlagen für die Patientendokumentation

Die Dokumentation der Behandlung wird in § 630 f (1) BGB geregelt: »Der Behandelnde ist verpflichtet, zum Zweck der Dokumentation in unmittelbarem zeitlichen Zusammenhang mit der Behandlung eine Patientenakte in Papierform oder elektronisch zu führen.« Hier ist also bereits festgelegt, wann und wo zu dokumentieren ist.

Der weitere Wortlaut des Absatz 1 bezieht sich auf die Nachvollziehbarkeit der Eintragungen. Selbstverständlich müssen fehlerhafte oder unvollständige Eintragungen ergänzt bzw. korrigiert werden, allerdings muss der ursprüngliche Text erhalten bleiben: »Berichtigungen und Änderungen von Eintragungen in der Patientenakte sind nur zulässig, wenn neben dem ursprünglichen Inhalt erkennbar bleibt, wann sie vorgenommen worden sind. Dies ist auch für elektronisch geführte Patientenakten sicherzustellen.« (a. a. O.)

In Absatz 2 werden die aufzuzeichnenden Inhalte benannt: »Der Behandelnde ist verpflichtet, in der Patientenakte sämtliche aus fachlicher Sicht für die derzeitige und künftige Behandlung wesentlichen Maßnahmen und deren Ergebnisse aufzuzeichnen, insbesondere die Anamnese, Diagnosen, Untersuchungen, Untersuchungsergebnisse, Befunde, Therapien und ihre Wirkungen, Eingriffe und ihre Wirkungen, Einwilligungen und Aufklärungen.« (§ 630 f (2) BGB)

Als »Behandelnder« ist hier nicht nur der ärztliche Dienst anzusehen, sondern alle an der Behandlung beteiligten, professionell tätigen Personen. Das heißt also, dass auch Pflegende wesentliche Maßnahmen und Ergebnisse der pflegerischen Arbeit dokumentieren müssen. Die Herausforderung ist dabei, Wesentliches von Unwesentlichem zu unterscheiden und Rahmenbedingungen zu schaffen, die eine notwendige Dokumentation effizient ermöglichen.

Schließlich äußert sich der Gesetzgeber noch zu Aufbewahrungsfristen für die Patientenakte. In Absatz 3 § 630 f BGB wird ein Zeitraum von 10 Jahren als angemessen ausgewiesen »soweit nicht nach anderen Vorschriften andere Aufbewahrungsfristen bestehen.« Hieraus ergeben sich für die Dokumentation die Anforderungen, dass das Behandlungsende aus den Unterlagen konkret hervorgehen muss und die Eintragungen so vorzunehmen sind, dass diese mindestens noch 10 Jahre lesbar sind. Für die Akten in Papierform ergeben sich damit Schlussfolgerungen bezüglich des verwendeten Papiers und der Stifte, aber auch der geeigneten Archivierung. Diese muss auch für die papierlose Patientenakte für diesen Zeitraum sichergestellt sein. Für beide Arten der Archivierung gilt, dass nachweisbar sein muss, wer welche Eintragung vorgenommen hat. Wenn in der Dokumentation also mit Namenskürzeln o. ä. gearbeitet wird, sind die entsprechenden Listen, aus denen die vollständigen Namen ablesbar sind, ebenso zu archivieren. Dies muss auch 10 Jahre rückwirkend nachvollziehbar sein.

Ein weiterer Grund für die Dokumentation der Behandlung ergibt sich aus dem Behandlungsvertrag. Dieser wird zwischen Patient und Krankenhaus bzw. Rehabilitand und Rehabilitationseinrichtung abgeschlossen. Inhalte sind die grundlegende Verständigung zur Behandlung sowie die Übereinkunft zu Unterbringung und Verpflegung. Sämtliche medizinische, pflegerische, diagnostische und therapeutische Maßnahmen sind im Einzelnen zwischen Patient und Behandler abzustimmen. Der Patient muss in jede dieser Maßnahmen einzeln einwilligen. Die Einwilligung kann schriftlich, mündlich oder konkludent, d. h. durch entsprechendes, eindeutiges Verhalten, erfolgen. Dabei gilt der Grundsatz: Je gefährlicher die Maßnahme für Leib und Leben ist, umso höher sind die Anforderungen an die Einwilligung zu stellen. Beispielsweise ist für einen operativen Eingriff in jedem Fall nach ärztlicher Aufklärung die schriftliche Einwilligung des Patienten erforderlich. Dagegen genügt für eine wirksame Einwilligung in eine s. c.-Injektion eines Insulins das Freimachen der üblichen Injektionsstelle durch den Patienten. Hierbei ist ein Wortwechsel nicht zwingend notwendig. Teil der Behandlung ist die Dokumentation derselben. Diese Forderung ergibt sich als Nebenpflicht aus dem Behandlungsvertrag.

1.1.2 Grundlagen der Pflegedokumentation

Da in geriatrischen Abteilungen in Krankenhäusern oder Rehabilitationseinrichtungen aktuell neben Gesundheits- und Krankenpflegerinnen auch Gesundheits- und Kinderkrankenpflegerinnen ebenso wie Altenpflegerinnen als Fachkräfte eingesetzt sind, werden im folgenden Abschnitt die Ausbildungsgrundlagen aller drei Berufe beleuchtet. Das neue Berufsbild der generalistischen Pflegeausbildung wird ab 2023 erste Absolventen hervorbringen. Auch die Pflegefachfrauen und Pflegefachmänner (Im Übrigen eine Berufsbezeichnung, die bei richtiger Betonung auf der jeweils zweiten Silbe beider Begriffe meiner Meinung nach einen guten Klang hat!) werden in o. g. Einrichtungen tätig sein. Weil die vier Berufe zu den Gesundheitsfachberufen gehören, unterliegen diese bundesländerübergreifenden Berufsgesetzen. Von Bundesland zu Bundesland unterschiedlich gestaltet sind die darauf aufgebauten Curricula der Ausbildungsgänge. Exemplarisch werden hier dazu die Curricula des Landes Sachsen herangezogen.

Im Krankenpflegegesetz, das bis 2019 in Kraft war, findet sich kein direkter Bezug zum Thema Dokumentation. In der bundesweit geltenden Ausbildungs- und Prüfungsverordnung zum Krankenpflegegesetz, Grundlage für die Ausbildungsrichtungen Gesundheits- und Krankenpflege sowie Gesundheits- und Kinderkrankenpflege, heißt es bezüglich der Aufgaben im praktischen Teil der abschließenden Prüfung »Der Prüfling übernimmt ... zur Zeit der Prüfung ... alle anfallenden Aufgaben einer prozessorientierten Pflege einschließlich der Dokumentation« (§§ 15 (1) und 18 (1) KrPflAPrV).

Eine weitere Konkretisierung erfährt diese Aussage in den entsprechenden landesrechtlichen Regelungen der Berufsausbildungen. »Abgeleitet aus den Anforderungen an die Pflege ist die Ausprägung der beruflichen Handlungskompetenz auf folgende Qualifikationen gerichtet: [...] den Pflegebedarf und die Bedürfnisse erkennen und entsprechende pflegerische Maßnahmen planen, durchführen, dokumentieren und reflektieren.« (Lehrplan für die Berufsfachschule, Gesundheits- und Krankenpflege, Gesundheits- und Kinderkrankenpflege, S. 5). Im ersten Ausbildungsjahr »werden die Schülerinnen und Schüler insbesondere befähigt, [...] mit Dokumentationssystemen umzugehen.« (a. a. O., S. 63 f.) Dokumentation wird also als elementarer Bestandteil pflegerischer Arbeit benannt und gewertet. »Die Schülerinnen und Schüler analysieren die Bedeutung der Pflegedokumentation als Instrument des pflegerischen Handelns und gehen damit sicher um.« (a. a. O., S. 11) sowie »Bei der Dokumentation und Weitergabe der Informationen zu Veränderungen wenden die Schülerinnen und Schülern medizinische Fachtermini an.« (ebenda) Bereits während der Ausbildung werden dementsprechend spezifische Begriffe erklärt. Jedoch können während der dreijährigen Ausbildungszeit niemals alle Fachtermini vermittelt werden. Hier ist es Aufgabe jedes einzelnen pflegerischen Berufsangehörigen auch nach Abschluss der Ausbildung den eigenen Wissensstand fachspezifisch zu erweitern. Die Aktivierend-therapeutische Pflege in der Geriatrie (ATP-G) kennt solche Fachtermini. Pflegende in der Geriatrie verwenden diese Begriffe fachspezifisch korrekt und unterstreichen nicht zuletzt damit ihre Expertise bezüglich Aktivierend-therapeutischer Pflege und somit der Besonderheiten geriatrischer Pflege.

Des Weiteren wird im sächsischen Lehrplan als Ziel formuliert: »Die Schülerinnen und Schüler beherrschen die exakte Pflegedokumentation und kooperieren interdisziplinär mit anderen Berufsgruppen.« (a. a. O., S. 21) Hier wird deutlich, dass Dokumentation keinem Selbstzweck dient, sondern u. a. als ein Instrument verstanden werden muss, dass die Kommunikation zwischen Angehörigen verschiedener Professionen ermöglicht. In diesem Sinne heißt es weiter im Lernfeld »Patienten aufnehmen, verlegen und entlassen«: »Die Schülerinnen und Schüler nehmen die erhobenen Daten in die entsprechenden Dokumentationssysteme korrekt auf und nutzen diese als Basis für die Pflegeplanung.« (a. a. O., S. 25)

Eine weitere Eigenschaft der Dokumentation wird in einer Zielformulierung aus dem Themenbereich »Pflegehandeln an Qualitätskriterien, rechtlichen Rahmenbestimmungen sowie wirtschaftlichen und ökologischen Prinzipien ausrichten« deutlich: »Die Schülerinnen und Schüler dokumentieren korrekt ihre Pflegeleistungen und ermöglichen damit eine sachgerechte Abrechnung.« (a. a. O., S. 37) Nur anhand der Dokumentation kann die Rechnung für die Behandlung erstellt und begründet werden. Was nicht dokumentiert ist, gilt als nicht erbrachte Leistung und umgekehrt.

Der dritte deutsche Pflegeberuf, die Altenpflege, unterliegt einer eigenen Gesetzgebung. In der ebenso bundesweit geltenden Ausbildungs- und Prüfungsverordnung zum Altenpflegegesetz findet sich »Die Prüfungsaufgabe besteht aus der schriftlichen Ausarbeitung der Pflegeplanung, aus der Durchführung der Pflege einschließlich Beratung, Betreuung und Begleitung eines alten Menschen und aus einer abschließenden Reflexion.« (§ 12 (2) AltPflAPrV).

Laut sächsischem Altenpflegelehrplan sollen die Schüler »die Bedeutung von Pflegeplanung und Dokumentation als Voraussetzung für professionelles Arbeiten« (Lehrplan für die Berufsfachschule, Altenpfleger/Altenpflegerin, S. 53) erlernen. Auch in diesem Berufsbild ist die Dokumentation ein Teil der täglichen Arbeit.

Noch mehr als in den beiden anderen Pflegeberufen wird in der Altenpflege betont, dass »die Pflegedokumentation ein Mittel zur Nachweisbarkeit und Abrechenbarkeit von Pflegequalität und -leistung ist.« (a. a. O., S. 57) Die Dokumentation soll die Qualität der geleisteten Arbeit widerspiegeln und ist gleichzeitig die Voraussetzung für die Abrechnung von Leistungen. Diese Abrechnung spielt in der Altenpflege eine andere Rolle als in der Gesundheits- und Krankenpflege bzw. Gesundheits- und Kinderkrankenpflege. Da der Versorgungsprozess in der Altenpflege überwiegend pflegerische Aufgaben beinhaltet, sind diese Leistungen für die Abrechnung federführend. Demgegenüber ist der Versorgungsprozess im Krankenhaus oder in der Rehabilitationseinrichtung von medizinischen, pflegerischen und therapeutischen Leistungen geprägt. Die Addition dieser Leistungen bestimmt die Abrechnung. Pflegerische Leistungen sind ein Teil davon, teilweise mit entscheidender Bedeutung.

»Im Rahmen der praktischen Ausbildung sind die Schülerinnen und Schüler zu befähigen […] Fertigkeiten bei der Planung, Vorbereitung, Durchführung, Nachbereitung und Dokumentation der Tätigkeiten der Grund- und Behandlungspflege zu erwerben.« (Empfehlungen zur Gestaltung der praktischen Ausbildung, Altenpflegerin/Altenpfleger, S. 5 f.) Im Folgenden wird konkretisiert: »1. Ausbildungsjahr: Fähigkeiten zur Dokumentation ausgeführter Leistungen […] 2. Ausbildungsjahr: Fertigkeiten zur Dokumentation ausgeführter Leistungen, Mitwirken bei der Pflegedokumentation und Evaluation des Pflegeprozesses […] 3. Ausbildungsjahr: Selbstständiges Führen der Pflegedokumentation und Evaluieren des Pflegeprozesses« (a. a. O., S. 8) In der Altenpflege wird die Dokumentation entsprechend des Ausbildungsfortgangs thematisiert.

Die gesetzlichen Grundlagen der bis hierher beschriebenen drei pflegerischen Berufe wurden zum 31.12.2019 außer Kraft gesetzt. Seit 01.01.2020 wird in Deutschland ein neuer pflegerischer Beruf mit generalistischem Ansatz ausgebildet. Pflegefachfrauen und Pflegefachmänner werden auf Grundlage des Pflegeberufegesetzes und der zugehörigen Verordnungen ausgebildet.

Im genannten Gesetz sind allgemeine Grundlagen und Berufsziele geregelt. In § 5 PflBG wird das Ausbildungsziel definiert. »Die Ausbildung soll insbesondere dazu befähigen 1. die folgenden Aufgaben selbstständig auszuführen: […] c) Durchführung der Pflege und Dokumentation der angewendeten Maßnahmen« (§ 5 Absatz 3 PflBG).

In der Ausbildungs- und Prüfungsverordnung (PflAPrV) für die Pflegeberufe wird zur Thematik Dokumentation im Rahmen der Kompetenzbeschreibungen ausgeführt:

in Anlage 1 (zu § 7 Satz 2) Kompetenzen für die Zwischenprüfung nach § 7 unter I. 1. f)
»I. Pflegeprozesse und Pflegediagnostik in akuten und dauerhaften Pflegesituationen verantwortlich planen, organisieren, gestalten, durchführen, steuern und evaluieren.
1. Die Pflege von Menschen aller Altersstufen verantwortlich planen, organisieren, gestalten, durchführen, steuern und evaluieren.
Die Auszubildenden …
f) dokumentieren durchgeführte Pflegemaßnahmen und Beobachtungen in der Pflegedokumentation auch unter Zuhilfenahme digitaler Dokumentationssysteme und beteiligen sich auf dieser Grundlage an der Evaluation des Pflegeprozesses,«

in Anlage 2 (zu § 9 Absatz 1 Satz 2) Kompetenzen für die staatliche Prüfung nach § 9 zur Pflegefachfrau oder zum Pflegefachmann unter I. 1. f)
»I. Pflegeprozesse und Pflegediagnostik in akuten und dauerhaften Pflegesituationen verantwortlich planen, organisieren, gestalten, durchführen, steuern und evaluieren.
1. Die Pflege von Menschen aller Altersstufen verantwortlich planen, organisieren, gestalten, durchführen, steuern und evaluieren.
Die Absolventinnen und Absolventen …
f) nutzen analoge und digitale Pflegedokumentationssysteme, um ihre Pflegeprozessentscheidungen in der Pflege von Menschen aller Altersstufen selbständig und im Pflegeteam zu evaluieren,«

sowie in derselben Anlage unter IV. 1. c)
»IV. Das eigene Handeln auf der Grundlage von Gesetzen, Verordnungen und ethischen Leitlinien reflektieren und begründen.
1. Die Qualität der pflegerischen Leistungen und der Versorgung in den verschiedenen Institutionen sicherstellen.
Die Absolventinnen und Absolventen …
c) bewerten den Beitrag der eigenen Berufsgruppe zur Qualitätsentwicklung und -sicherung und erfüllen die anfallenden Dokumentationsverpflichtungen auch im Kontext von interner und externer Kontrolle und Aufsicht,«

in Anlage 3 (zu § 26 Absatz 3 Satz 1) Kompetenzen für die staatliche Prüfung nach § 26 zur Gesundheits- und Kinderkrankenpflegerin oder zum Gesundheits- und Kinderkrankenpfleger unter I. 1. f)
»I. Pflegeprozesse und Pflegediagnostik in akuten und dauerhaften Pflegesituationen verantwortlich planen, organisieren, gestalten, durchführen, steuern und evaluieren.
1. Die Pflege von Kindern und Jugendlichen verantwortlich planen, organisieren, gestalten, durchführen, steuern und evaluieren.
Die Absolventinnen und Absolventen …
f) nutzen analoge und digitale Pflegedokumentationssysteme, um ihre Pflegeprozessentscheidungen in der Pflege von Kindern und Jugendlichen selbständig und im Pflegeteam zu evaluieren,«

sowie in derselben Anlage unter IV. 1. c)
»IV. Das eigene Handeln auf der Grundlage von Gesetzen, Verordnungen und ethischen Leitlinien reflektieren und begründen.
1. Die Qualität der pflegerischen Leistungen und der Versorgung in den verschiedenen Institutionen sicherstellen.
Die Absolventinnen und Absolventen …
c) bewerten den Beitrag der eigenen Berufsgruppe zur Qualitätsentwicklung und -sicherung und erfüllen die anfallenden Dokumentationsverpflichtungen auch im Kontext von

interner und externer Kontrolle und Aufsicht,«

in Anlage 4 (zu § 28 Absatz 3 Satz 1) Kompetenzen für die staatliche Prüfung nach § 28 zur Altenpflegerin oder zum Altenpfleger unter I. 1. a) und f)
»I. Pflegebedarfe von alten Menschen erkennen sowie Pflege- und Betreuungsprozesse und Pflegediagnostik in akuten und dauerhaften Pflegesituationen verantwortlich planen, organisieren, gestalten, durchführen, steuern und bewerten.
1. Die Pflege von alten Menschen verantwortlich planen, organisieren, gestalten, durchführen, steuern und bewerten.
Die Absolventinnen und Absolventen …
a) verfügen über ein ausreichendes Verständnis von spezifischen Theorien und Modellen zur Pflegeprozessplanung und -dokumentation und berücksichtigen diese bei der Steuerung und Gestaltung von Pflegeprozessen bei alten Menschen, […]
f) nutzen Pflegedokumentationssysteme, um ihre Pflegeprozessentscheidungen in der Pflege von alten Menschen selbständig und im Pflegeteam zu bewerten,«

sowie in derselben Anlage unter IV. 1. c)
»IV. Das eigene Handeln auf der Grundlage von Gesetzen, Verordnungen und ethischen Leitlinien reflektieren und begründen.
1. Die Qualität der pflegerischen Leistungen und der Versorgung in den verschiedenen Institutionen sicherstellen.
Die Absolventinnen und Absolventen …
c) beachten den Beitrag der eigenen Berufsgruppe zur Qualitätsentwicklung und -sicherung und erfüllen die anfallenden Dokumentationsverpflichtungen auch im Kontext von interner und externer Kontrolle und Aufsicht,«

Bei den gesetzlichen Regelungen zu Modellvorhaben wird bezüglich des praktischen Teils der Prüfung ausgeführt: »Der praktische Teil der Prüfung erstreckt sich bei Ausbildungen nach § 14 des Pflegeberufegesetzes zusätzlich zu § 16 Absatz 1 und 2 auf eine Aufgabe zur Ausübung heilkundlicher Tätigkeiten bei Patientinnen oder Patienten, die entsprechend den nach § 14 Absatz 2 des Pflegeberufegesetzes genehmigten Ausbildungsinhalten Gegenstand der erweiterten Ausbildung waren. Die zu prüfende Person übernimmt dabei alle Aufgaben, die Gegenstand der Behandlung sind, einschließlich der Dokumentation.« (§ 24 Abs. 5 PflBG).

Abschließend auch hier wieder exemplarisch ein Blick in den sächsischen Lehrplan für die »Berufsfachschule Pflegefachfrau/Pflegefachmann«. Im Lehrplan findet sich unter der Überschrift Kurzcharakteristik »Die Ausbildung […] ist auf den Erwerb folgender Qualifikationen ausgerichtet […] pflegerische Maßnahmen planen, durchführen, dokumentieren und reflektieren«. Der Lehrplan ist in curriculare Einheiten (CE) untergliedert. In CE 02 mit dem Thema »Zu pflegende Menschen in der Bewegung und Selbstversorgung unterstützen«, die dem 1. Ausbildungsdrittel zugeordnet ist, heißt es »Die Auszubildenden bereiten sich darauf vor, an der Organisation und Durchführung des Pflegeprozesses und der damit verbundenen digitalen oder analogen Dokumentation mitzuwirken.« In dieser CE sollen die Auszubildenden die Kompetenzen nach Anlage 1 PflAPrV erwerben. Der Struktur der Kompetenzbeschreibungen der Ausbildungs- und Prüfungsverordnung folgend, finden sich im sächsischen Lehrplan an mehr als 100 Stellen Verweise, nach denen die Auszubildenden mit der Thematik Dokumentation vertraut gemacht werden sollen. Auf eine Aufzählung aller dieser Fundstellen wird hier verzichtet.

Ein Vergleich der pflegerischen Ausbildungsgrundlagen ab 2020 zu den vorherigen Ausbildungs- und Prüfungsverordungen macht deutlich, dass die Thematik Dokumentation an Beachtung gewonnen hat. Bereits in der Ausbildung soll zukünftig dieses Thema nicht nur in der praktischen Ausbildung vermittelt, sondern auch theoretisch fundiert gelehrt und gelernt werden.

An dieser Stelle sei ergänzt, dass die ab 2020 geltenden vorbehaltenen Tätigkeiten für Pflegende selbstverständlich die Dokumentation bestimmter pflegerischer Arbeit beinhaltet, auch wenn in § 4 PflBG »Dokumentation« als Begriff nicht verwendet wird. Die Darstellung, der im genannten Paragraphen aufgeführten Tätigkeiten, kann einzig durch Dokumentation nachhaltig und nachvollziehbar gelingen.

Zusammenfassend lässt sich sagen, dass die Dokumentation pflegerischer Arbeit schon in der Ausbildung als wichtiges Element vermittelt wird.

1.1.3 Berufsordnungen

Mit der Ausbildung endet die Verpflichtung zur Dokumentation selbstverständlich nicht. Spezifisch für die Angehörigen der Pflegeberufe gibt es Regelungen dazu in den verschiedenen Berufsordnungen. Aufgrund der föderalen Strukturen in Deutschland müssen Berufsordnungen jeweils auf Landesebene erlassen werden. In den Bundesländern Bremen, Saarland, Hamburg, Sachsen und Rheinland-Pfalz sind solche Regelungen getroffen worden. Insgesamt sind diese Regelungen eine Fortführung der in den Ausbildungsgesetzen gelegten Grundlagen.

Bremen

Die Bremer Regelung ist die älteste Berufsordnung für die Pflegeberufe in Deutschland. Diese wurde 2004 in Kraft gesetzt und bereits 2011 novelliert. Als allgemeine Berufsaufgaben werden aufgeführt: »Erhebung und Feststellung des Pflegebedarfs, Planung, Organisation, Durchführung und Dokumentation der Pflege« (§ 3 (2) Nr. 1 Buchstabe a)).

Als eine der speziellen Berufspflichten wird die Dokumentationspflicht in § 5 (1) Nr. 2 Buchstabe d) benannt. Die alte Fassung der Berufsordnung aus dem Jahre 2004 lautet »Die professionell Pflegenden haben ihre eigenverantwortliche Pflegetätigkeit in strukturierter Form zu dokumentieren. Hierzu wird ein im Arbeitsbereich installiertes Dokumentationssystem verwendet. Die Dokumentationen erfolgen vollständig, zeit- und handlungsnah, leserlich und fälschungssicher signiert. Die Pflegedokumentation unterliegt dem Datenschutz.« In der Novellierung des Jahres 2011 wurde die Regelung erweitert um »Die Dokumentationen erfolgen vollständig und unverzüglich, leserlich und fälschungssicher signiert. Das Dokumentationssystem muss allen am Pflege- und Betreuungsprozess beteiligten Angehörigen eigener und anderer Berufsgruppen im Rahmen des Pflege- und Betreuungsvertrages und der gesetzlichen Bestimmungen zugänglich sein. Die professionell Pflegenden haben den zu pflegenden und zu betreuenden Menschen auf deren Verlangen Einsicht in die sie betreffenden Unterlagen zu gestatten. Auf Verlangen sind den zu pflegenden und zu betreuenden Menschen Kopien der Unterlagen gegen Erstattung der Kosten herauszugeben. Die Pflegedokumentation unterliegt dem Datenschutz. Sofern eine elektronische Dokumentation verwendet wird, sind die besonderen Sicherungs- und Schutzmaßnahmen zu beachten.« In der Weiterentwicklung der Formulierung wird deutlich, dass die ältere Fassung für die Berufsgruppen Gesundheits- und Krankenpflege bzw. Gesundheits- und Kinderkrankenpflege bindend war, während die jüngere Fassung zusätzlich die Berufsangehörigen der Altenpflege einbezieht.

Sanktioniert sind diese Regelungen laut § 9 der Bremer Berufsordnung. »Ordnungswidrig […] handelt, wer vorsätzlich oder fahrlässig […] 4. entgegen § 5 Nummer 2 Buchstabe d die eigenverantwortliche Pflegetätigkeit nicht, nicht vollständig oder nicht unverzüglich dokumentiert«. In der Folge der Regelungen des Gesundheitsdienstgesetzes der Freien Hansestadt Bremen können diese Ordnungswidrigkeiten mit Geldbußen von bis zu 15.000 € geahndet werden.

Saarland

In der saarländischen Verordnung aus dem Jahre 2007 wird die Thematik Berufsaufgaben in § 4 (3) Buchstabe a) geregelt. »Erhebung und Feststellung des Pflegebedarfs, Planung, Organisation, Durchführung und Dokumentation der Pflege« lautet der entsprechende Absatz.

Detaillierter formuliert § 5 Nummer 5 unter der Überschrift »Dokumentationspflicht«: »Pflegefachkräfte haben ihre eigenverantwortliche Pflegetätigkeit sowie die Aufgaben im Rahmen der Mitwirkung und der interdisziplinären Zusammenarbeit in strukturierter Form unter Verwendung eines entsprechenden Dokumentationssystems zu dokumentieren. Die Dokumentationen haben vollständig, zeit- und handlungsnah, leserlich und fälschungssicher signiert zu erfolgen. Das Dokumentationssystem hat allen am Behandlungs- und Betreuungsprozess beteiligten Angehörigen anderer Berufsgruppen zugänglich zu sein. Die Pflegedokumentation unterliegt dem Datenschutz gegenüber Dritten.«

§ 11 regelt die Sanktionsmöglichkeiten. »Eine Verletzung gegen die in dieser Berufsordnung ausgewiesenen Berufspflichten und eine hiernach zu ahndende Ordnungswidrigkeit liegt vor, wenn die Pflegefachkraft vorsätzlich oder fahrlässig [...] 4. der in § 5 Nr. 5 ausgewiesenen Dokumentationspflicht nicht oder nicht vollständig oder nicht zeit- und handlungsnah nachkommt« (§ 11 (1)). Weiter heißt es »Eine Verletzung gegen die Berufspflichten kann mit einer Geldbuße bis zu fünftausend Euro geahndet werden.« (§ 11 (2))

Hamburg

Diese Regelung stammt aus dem Jahr 2009. § 4 (1) Satz 2 bildet wieder die allgemeine Grundlage: »Als Pflegefachkräfte sind sie [...] verantwortlich für die Erhebung und Feststellung des Pflegebedarfs sowie für Planung, Organisation, Durchführung, Dokumentation und Evaluation der Pflege.«

Die spezielle Berufspflicht laut § 5 Nummer 2 Buchstabe e) ist die Dokumentationspflicht. »Pflegefachkräfte haben die von ihnen erbrachte Pflegetätigkeit in strukturierter Form zu dokumentieren; hierzu wird ein im Arbeitsbereich installiertes Dokumentationssystem verwendet; die Dokumentationen erfolgen ausreichend, zeit- und handlungsnah, leserlich und werden fälschungssicher unterschrieben; das Dokumentationssystem muss allen am Behandlungs- und Betreuungsprozess beteiligten Angehörigen anderer Berufsgruppen im Rahmen des Behandlungs- oder Betreuungsvertrages und der gesetzlichen Bestimmungen zugänglich sein; die Pflegefachkräfte haben den Pflegebedürftigen auf deren Verlangen Einsicht in die sie betreffenden Krankenunterlagen zu gewähren; auf Verlangen sind den Pflegebedürftigen Kopien der Unterlagen gegen Erstattung der Kosten herauszugeben; die Pflegedokumentation unterliegt dem Datenschutz; sofern eine elektronische Dokumentation verwendet wird, sind die besonderen Sicherungs- und Schutzmaßnahmen zu beachten,«

»Bei vorsätzlicher oder fahrlässiger Verletzung der [...] Berufspflichten ist [...] zu prüfen, ob damit die Voraussetzungen für die Erlaubnis zum Führen der [...] Berufsbezeichnungen nicht mehr vorliegen und die Erlaubnis zum Führen der Berufsbezeichnung zu widerrufen ist« (§ 10 Satz 1) ist die Sanktionierung in der Hamburger Regelung.

Sachsen

In Sachsen wurde die Berufsordnung 2012 gesetzlich verabschiedet. Die Thematik Dokumentation wird hier in einem eigenen Paragrafen geregelt. »Pflegefachkräfte haben die von ihnen erbrachte Pflegetätigkeit in strukturierter Form zu dokumentieren. Die Dokumentationen haben vollständig, nachvollziehbar, zeit- und handlungsnah, leserlich und fälschungssicher signiert zu erfolgen. Ein im Arbeitsbereich installiertes Dokumentationssystem ist zu verwenden.« (§ 6 (1)) Im folgenden Absatz wird ausgeführt »Dem Pflegeempfänger und den im Rahmen der Befreiung von der Schweigepflicht benannten Personen ist auf Verlangen Einsicht in die ihn betreffenden Pflegedokumentationen zu gewähren. Auf Verlangen sind dem Pflegeempfänger Kopien der Unterlagen gegen Erstattung der Kosten zu überlassen (§ 6 (2).)

Ordnungswidrigkeiten oder Sanktionsmechanismen fehlen in der sächsischen Regelung. Vielmehr wird auf die dienstrechtliche Verantwortung der leitenden Pflegenden in den einzelnen Gesundheitseinrichtungen, in denen Pflegende professionell tätig sind, im Sinne der Organisationsverantwortung und der daraus resultierenden berufsrechtlichen Aspekte vertraut.

Rheinland-Pfalz

Die Berufsordnung von Rheinland-Pfalz ist die einzige der aktuell in Deutschland geltenden entsprechenden Regelungen die von einem Selbstverwaltungsorgan beruflich Pflegender, also von der Pflegekammer Rheinland-Pfalz verantwortet wird. Die Regelung trat am 01.01.2020 in Kraft. § 14 regelt das Thema Dokumentation. »(1) Die Kammermitglieder haben sicherzustellen, dass der gesamte Pflegeprozess und ihre Tätigkeiten im Rahmen der professionellen und interdisziplinären Zusammenarbeit in strukturierter Form nachvollziehbar aufgezeichnet werden. (2) Die Dokumentation hat vollständig, zeit- und handlungsnah, leserlich, signiert und fälschungssicher zu erfolgen. (3) Menschen mit Pflegebedarf und weiteren Berechtigten muss die Pflegeakte jederzeit zugänglich sein, soweit nicht erhebliche Rechte der Pflegefachperson oder Dritter dem entgegenstehen.« (§ 14 BO Landespflegekammer Rheinland-Pfalz)

Bezüglich der Ahndung von Verstößen regelt § 21: »(1) Verstoßen Kammermitglieder in ihrer Berufsausübung gegen die in dieser Ordnung aufgeführten Berufspflichten, kann dies ein Ordnungsverfahren durch die Landespflegekammer nach sich ziehen (§ 12 HeilBG in der aktuell geltenden Fassung). [...] (3) Für eine schwerwiegende Pflichtverletzung nach Absatz 1 haben sich die Kammermitglieder in einem Berufsgerichtsverfahren zu verantworten (§ 51 HeilBG in der aktuell geltenden Fassung).« (§ 21 Abs. 1 und 3 BO Landespflegekammer Rheinland-Pfalz).

In weiteren Bundesländern sind ähnliche Regelungen zu erwarten, zumindest in den Ländern, in denen es gelingt, pflegerische Selbstverwaltung – also Pflegekammern – arbeitsfähig zu installieren. Eine Aufgabe von Pflegekammern ist die Regelung der Rechte und Pflichten der Berufsangehörigen. Dazu zählen auch Festlegungen, wie in den o. g. Berufsordnungen.

1.1.4 Konklusion

Die Dokumentation ist also ein an verschiedenen gesetzlichen Stellen geregelter, elementarer Baustein pflegerischer Arbeit. In den Papieren bzw. Dateien wird die Leistung dargestellt. Durch die lückenlose Informationsweitergabe während des Aufenthaltes erweist sich die Dokumentation als sinnvolles Arbeitsmittel. Damit dient die exakte Dokumentation der Sicherheit der Patienten und der Qualitätssicherung. Grundsätzlich ist davon auszugehen, dass alles Dokumentierte auch durchgeführt wurde. Es widerspricht berufsethischen Grundsätzen etwas zu dokumentieren, was nicht durchgeführt worden ist. Nicht zuletzt wird das Geschriebene zur Erstellung der Abrechnung benötigt. Dies gilt nicht nur für die ambulante und stationäre Pflege nach SGB XI, sondern auch für die Pflege in Krankenhäusern und Rehabilitationseinrichtungen. Die Dokumentation dient beispielsweise in Krankenhäusern im Rahmen der DRG-Abrechnung mindestens zur Kodierung von Nebendiagnosen, in geriatrischen Abteilungen auch für die konkrete DRG-Bestimmung, z. B. E42Z: Geriatrische frührehabilitative Komplexbehandlung bei Krankheiten und Störungen der Atmungsorgane. Der Nachweis des tatsächlichen Geschehens nach Abschluss der Versorgung für vertrags-, haftungs- und/oder strafrechtliche Anfragen ist ebenso ein wichtiges Pro für eine korrekte, vollständige und nachvollziehbare Patienten- inklusive Pflegedokumentation.

Angemerkt sei an dieser Stelle, dass zwischen 2013 und 2015 ein Projekt »Entbürokratisierung der Pflege« im Arbeitsbereich der Pflege nach SGB XI stattfand. Es hat keine unmittelbaren Auswirkungen auf die Aktivierend-therapeutische Pflege in der Geriatrie (ATP-G) in Krankenhäusern und Rehabilitationseinrichtungen. Mittelbar jedoch ist der Einfluss spürbar, u. a. auf dem Gebiet der grundpflegerischen Versorgung. Es setzt sich immer mehr die Ansicht durch, dass nicht mehr jede grundpflegerische Handlung oder jeder Teilaspekt einer pflegerischen Versorgung in allen Einzelheiten dokumentiert werden muss, wenn zu vermuten ist, dass es sich um gewöhnliche Maßnahmen handelt, die »immer so« durchgeführt werden. Abweichungen vom gewohnheitsmäßigen Tun sind jedoch zu dokumentieren.

1.2 Anforderungen an die Dokumentation

In den Berufsordnungen werden verschiedene Anforderungen an die Dokumentation gestellt. Diese kann man in folgendem Raster anordnen:

- inhaltliche Aspekte: vollständig – nachvollziehbar – ausreichend – leserlich – fälschungssicher
- zeitliche Aspekte: zeit- und handlungsnah – unmittelbar – unverzüglich
- personale Aspekte: signiert – unterschrieben

1.2.1 Inhaltlich korrekte Dokumentation

Dieser Forderungspunkt ist der Aspekt, über den am häufigsten unterschiedliche Ansichten existieren. Grundsätzlich gilt, alle definierten und sinnvollen Angaben zur pflegerischen Arbeit sind festzuhalten. Neben den Vorgaben aus dem DRG- und/oder OPS-Katalog und den vorbenannten gesetzlichen Forderungen hat das Unternehmen die Definitionsmacht über schriftlich festzuhaltende Arbeitsschritte und -inhalte.

Beispielsweise ist bezüglich einer hohen Patientensicherheit festzulegen, dass Formulare lückenlos auszufüllen sind. Das bedeutet, Angaben, die aus irgendeinem Grund nicht erhoben werden können, sind als solche zu kennzeichnen. Werden Formulare lückenhaft ausgefüllt, ist nie sicher, warum die Lücke entstanden ist: »Konnte die Angabe nicht ermittelt werden?« oder »Wurde das Ergebnis zwar erfragt, aber nicht eingetragen?« oder »Wurde dieser Eintrag zum Erhebungszeitraum als nicht erforderlich eingestuft?«. Sicher ist, dass diese Unsicherheit beim Vorfinden lückenhafter Dokumente entsteht. Die Klärung des Sachverhaltes bedarf dann weiterer Schritte. Vermeidbar ist dieser Aufwand nur durch lückenlose Dokumentation, z. B. durch Verwendung von »nicht erhebbar« oder »nicht relevant« oder auch »keine Angabe möglich« für entsprechend nicht ermittelbare Eintragungen.

Ist ein Screening- und in der Folge ein Assessmentergebnis auffällig, muss in der

Dokumentation eine Reaktion darauf ersichtlich sein. Screening- oder Assessmentergebnisse ohne weiterführende Maßnahmen sind sinnfrei und verbrauchen Zeit- und Personalressourcen. Wiederfinden müssen sich in der Dokumentation alle Auffälligkeiten zu Beginn und während des Aufenthaltes. Insbesondere Dekubiti, andere Wunden oder auffälliges Verhalten sind hier als klassische Beispiele zu benennen. Alle Eintragungen müssen leserlich sein. Dies ist eine Forderung, die leicht aufzustellen ist; die Umsetzung dagegen fällt oft schwer.

Bezüglich der Dokumentation der Vitalzeichen oder anderer routinemäßig erhobener Daten bleibt festzuhalten, dass hier nicht immer und in jedem Fall jeder Wert zu erheben und folgerichtig zu dokumentieren ist. Vielmehr sollten sich die Kontrollen am Bedarf ausrichten. Für die Geriatrie bedeutet das beispielhaft, dass Patienten zu Beginn der Behandlung routinemäßig nach Schmerzen befragt werden und die Ergebnisse auch zu notieren sind. Stellt sich jedoch heraus, dass der Patient mehrmals hintereinander Schmerzfreiheit angibt ohne eine bestehende Schmerzmedikation oder Applikation anderer schmerzlindernder Maßnahmen, kann diese Routine der Schmerzbefragung beendet werden. In diesem Falle ist im weiteren Verlauf bedarfsgerecht zu reagieren. Die Einbeziehung des Patienten im Sinne der Aufforderung, sich zu melden, wenn Schmerzen auftreten, spielt dann genau so eine große Rolle wie die exakte Krankenbeobachtung mit dem Ziel, Schmerzzustände zu erkennen. Die Zeit, die vorher für das Abarbeiten der Routine inkl. Dokumentation aufgewandt wurde, ist nun frei für die Arbeit am und mit dem Patienten inkl. entsprechender Dokumentation.

Sind Patienten zu überwachen, müssen die entsprechenden Formulare nachvollziehbar sein. Werden in der Organisation ein und dieselben Papierformulare für verschiedene Arten der Überwachung benutzt (z.B. sowohl für die Kreislaufüberwachung nach Synkope als auch die Temperaturkontrollen bei Infekt), sind diese sinnvoll-vollständig auszufüllen. Auch hier gilt wieder der Bezug zum Bedarf. Wird ein gerätegestütztes Monitoring durchgeführt, können in aller Regel die automatischen Aufzeichnungen ausgedruckt werden und dienen so als Nachweis, wenn die Ausdrucke in der Patientendokumentation sachgerecht archiviert werden. Noch zeitsparender bezüglich der Dokumentation ist das Einspeisen der von den Geräten gemessenen Werte in die elektronische Patientenakte, wenn entsprechende technische Voraussetzungen gegeben und Übertragungslösungen gefunden sind.

Die Patientendokumentation ist der Nachweis der Behandlung und Versorgung und hat somit urkundlichen Charakter. Aus diesem Grund sind alle Formulare fälschungssicher und somit dokumentenecht zu führen und zu archivieren. Das bedeutet im Falle der klassischen – schriftlichen – Patientendokumentation, dass Eintragungen mit Bleistift nicht korrekt sind. Auch ist das Überkleben oder Ausschneiden von Textstücken nicht im Sinne einer ordnungsgemäßen Dokumentation. Sollten Nachträge erforderlich sein, müssen diese entsprechend gekennzeichnet werden, ebenso wie falsche Eintragungen. In der elektronischen Akte ist sicherzustellen, dass eineindeutige Identifizierungen der eintragenden Personen möglich sind und auch Einträge sicher eineindeutig zugeordnet werden können. Nicht nur aus datenschutzrechtlichen Gründen ist also das Weitergeben personenbezogener Accounts nicht zu empfehlen. Auch die Mitbenutzung eines geöffneten Accounts muss ein Tabu sein.

1.2.2 Zeitlich korrekte Dokumentation

»Unverzüglich« wird nach § 121 (1) BGB als »ohne schuldhaftes Zögern« definiert. Im Zuge des Patientenrechtegesetzes wurde dies konkretisiert mit »ohne Störung des Praxisablaufs, während der normalen Öffnungszeiten«. Da der stationäre Bereich rund um die Uhr geöffnet ist, ist diese Formulierung so auszulegen, dass das alsbaldige Handeln, also das Dokumentieren, subjektiv zumutbar sein muss. Nicht erforderlich ist, dass die Handlung sofort vorgenommen wird. Dem Handelnden steht eine angemessene Überlegungsfrist zu. Soweit erforderlich, darf er auch den Rat eines Rechtskundigen einholen.

Demgegenüber wurde »zeitnah« bzw. »unmittelbar« definiert als »bei der Behandlung, unmittelbar danach, spätestens am selben Tag«. Für den Klinikbetrieb ist hier zu ergänzen, dass spätestens am Ende des Dienstes die Dokumentation erfolgen muss.

Schließlich bedeutet »handlungsnah« nach den genannten Ausführungen »die Pflegetätigkeit abbildend, in Zusammenhang mit der Pflegetätigkeit stehend«.

Eine zeitlich-exakte Dokumentation ist beispielsweise erforderlich bezüglich des Aufnahme- und Entlasszeitpunkts. Von pauschalierten Eintragungen, beispielsweise alle Entlassungen für 10:00 Uhr zu buchen, ist abzuraten, nicht zuletzt aus haftungsrechtlichen Gründen. Ebenso sind zeitbezogene Maßnahmen, wie z. B. die Gabe von Medikamenten, exakt zu dokumentieren. Dies ist nicht zuletzt ein Nachweis der fach- und sachgerechten Therapie.

1.2.3 Personalisierung der Dokumentation

Ein spezieller Aspekt aus den Berufsordnungen sei an dieser Stelle erwähnt. In der Hamburger Berufsordnung wird »fälschungssicher unterschrieben« (§ 5 Nummer 2 Buchstabe e Halbsatz 3) festgeschrieben, also mit dem üblichen Namenszug. In allen anderen Berufsordnungen dagegen ist die Forderung »signiert«. Damit ist die verkürzte Form der Unterschrift gemeint. Für alle Fälle gilt jedoch, dass ein Eintrag der eintragenden Person zuzuordnen sein muss. Hier ist zwischen Papierakte und elektronischer Akte zu unterscheiden.

In der Praxis hat sich in der Papierakte die Verwendung der verkürzten Unterschrift durchgesetzt. Dieses Handzeichen oder auch Kürzel genannte Signum besteht z. B. aus den Anfangsbuchstaben des Vor- und Familiennamens. Trifft diese Kombination auf mehr als eine Mitarbeiterin eines Stationsteams zu, muss für eine der beiden Betroffenen eine andere Regelung gefunden werden. Alle Mitarbeiterinnen des Stationsteams müssen sich in eine zu führende Liste eintragen mit Vor- und Familiennamen, verwendeter Kurzform und Unterschrift. Diese Liste ist in angemessenem Rhythmus zu erneuern, üblich ist hier die jährliche Erneuerung. Die Listen sind entsprechend zu archivieren, damit die Zuordnung von Einträgen und Personen auch noch Jahre später möglich ist.

In der elektronischen Akte ist die Zuordnung durch entsprechende Anmeldeprozedere sicherzustellen. Das heißt, wenn Eintragungen vorgenommen werden sollen, muss sich die betreffende Person mit einem personenbezogenen Passwort einloggen. Erst nach erfolgreicher Anmeldung öffnet sich die elektronische Patientenakte und Eintragungen sind möglich entsprechend der vergebenen Nutzungsrechte. Im Idealfall wird dann automatisch an, durch die jeweils verwendete Software vorgegebenen Stellen der Name oder das Kürzel der angemeldeten Person eingetragen. Im Hintergrund werden die durchgeführten Aktionen archiviert, sodass Eintragungen eineindeutig der angemeldeten Person zugeordnet werden können. Die Organisation muss sicherstellen, dass kein Missbrauch betrieben werden kann. Dafür werden alle Mitarbeiterinnen entsprechend belehrt. Zusätzlich sollte elektronisch gesichert sein, dass nach einer Frist von einigen Minuten die Anwendung geschlossen wird, wenn keine Eintragungen mehr vorgenommen worden sind. Gruppenpasswörter für die elektronische Patientenakte sind nicht zulässig.

1.2.4 Weitere Anforderungen an die Dokumentation

In den vorbenannten Hinweisen zur Dokumentation ist explizit unerwähnt geblieben, dass die Dokumentation im pflegerischen Bericht kurz und prägnant sein sollte. Dieser Bericht wird in aller Regel als frei zu formulierender Text geführt. Das Beherrschen der deutschen Sprache ist Grundvoraussetzung für eine zielgerichtete, fach- und sachgerechte und somit gelingende Dokumentation. Allerdings ist es nicht erforderlich, Besonderheiten der Dokumentation der Aktivierend-therapeutischen Pflege in der Geriatrie (ATP-G) anhand von Beispielen im pflegerischen Bericht in grammatikalisch einwandfreien Sätzen zu formulieren. Es genügt eine verkürzte Form. Der Fokus liegt hier eindeutig auf dem Inhalt der Eintragungen.

Verzichtet werden kann im pflegerischen Bericht auf nichtssagende Füllwörter, Wiederholung von in der Akte an anderen Orten bereits dokumentierten Maßnahmen und Eintragungen, die bescheinigen, dass es keine Besonderheiten gab. Der pflegerische Bericht ist die Stelle der Dokumentation, in der Besonderheiten und Abweichungen vom Üblichen festgehalten werden sollen.

Besonders aufmerksam sollte unterschieden werden zwischen objektiven Sachverhalten und subjektiven Interpretationen. Aus der Eintragung muss ersichtlich sein, ob sich der Inhalt des Dokumentierten auf gemessene Werte bzw. auf andere Art und Weise nachvollziehbare, objektivierbare Sachverhalte stützt oder ob die eintragende Person eigene Wahrnehmungen, Beobachtungen oder Gefühle in Bezug auf den Patienten schildert. Letztere Eintragungen sind als subjektiv zu bewerten, da eine andere Person ganz andere Interpretationen des Erlebten haben kann. Auch hier spielt der exakte und klare Ausdruck die entscheidende Rolle, um die Eintragungen für den weiteren Behandlungs- und Betreuungsprozess richtig verwenden zu können.

Um den pflegerischen Bericht als professionell anzuerkennen, ist die Verwendung von Fachtermini unerlässlich. Damit wird nachgewiesen, dass die eintragende Person entsprechende Fachkenntnisse besitzt und diese anzuwenden versteht. Außerdem werden damit Kommunikationsprobleme durch unterschiedliches Auslegen verwendeter Wörter ausgeschlossen. Der Fachterminus bedeutet für alle Fachpersonen dasselbe.

1.3 Besonderheiten der Dokumentation der Aktivierend-therapeutischen Pflege in der Geriatrie (ATP-G) anhand von Beispielen

Im letzten Abschnitt dieses Beitrages soll verdeutlicht werden, wie Aktivierend-therapeutische Pflege in der Geriatrie fachgerecht dokumentiert werden kann. Dazu werden einzelnen Handlungs- und Pflegeschwerpunkten des Konzeptes beispielhaften Einträgen zugeordnet. Es handelt sich hierbei jeweils um Eintragungen, die im pflegerischen Bericht Verwendung finden können bzw. Anmerkungen allgemeiner Art.

1.3.1 Aspekte der Beziehungsarbeit

Ein Sprichwort sagt »Es gibt keine zweite Chance für einen ersten Eindruck«. Beziehungsarbeit beginnt oft schon vor dem Eintreffen des Patienten auf Station. Da, wo Patienten vor dem tatsächlichen Eintreffen angekündigt werden, sei es durch einen Anruf aus der Notaufnahme oder die Aufnahmeunterlagen bei rehabilitativen Maßnahmen oder eine Aussage des einweisenden Arztes, entsteht bereits ein erster Eindruck. Hier ist der professionelle Umgang mit diesen Informationen erforderlich. Gemeint ist, dem Patienten eine objektive Chance zum ersten Eindruck zu geben, diesem also unvoreingenommen zu begegnen. Als sinnvoll hat sich diesbezüglich ein klinikinternes und festgelegtes Begrüßungsritual erwiesen.

Die Beachtung der Aspekte der Beziehungsarbeit zeigt sich u. a. in der Schaffung eines ruhigen Arbeitsumfeldes für die Arbeit an und mit dem Patienten. Dies kann z. B. durch folgende Eintragung nachgewiesen werden: »10 min Gespräch unter 4 Augen geführt im Aufenthaltsraum«.

Mit »Herrn Müller zu rutschfesten Hausschuhen beraten« wird selbsterklärend ausgedrückt, dass auch der Aspekt der Beratung und Anleitung ein Bestandteil des Betreuungsprozesses war.

Die Aktivierend-therapeutische Pflege in der Geriatrie (ATP-G) beachtet die Entwicklung des Patienten während des Behandlungs- und Betreuungsprozesses und nutzt Erfolge für die weitere Motivation. Beispielsweise verkündet folgender Eintrag ein erreichtes Ziel: »Frau Otto hat heute selbstständig Zähne geputzt, Vor- und Nachbereitung durch Pflege übernommen«. Dieser Erfolg dient damit als Ansatzpunkt für weitere Trainingseinheiten und verdeutlicht, dass die Ressourcen des Patienten einbezogen werden in die Versorgung. Der mitgeteilte Erfolg kann für die weitere Motivation der Patienten ebenso genutzt werden.

1.3.2 Bewegung

Ein wichtiger Baustein der Aktivierend-therapeutischen Pflege in der Geriatrie (ATP-G) ist das Bobath-Konzept. Deshalb ist in der Dokumentation nachzuweisen, dass dieses Konzept angewendet wird. Beispiele dafür sind »12:30 Uhr Pat. auf rechte Seite positioniert nach Bobath (2 Handtücher, 1 Decke)«, »13:30 Uhr Rumpfwickel erneuert«, »15:00 Uhr tiefer Transfer Bett – Rollstuhl« oder »17:30 Uhr Hilfestellung und Anleitung bei Positionswechsel im Bett nach oben«.

Wird im Unternehmen ein Bewegungsprotokoll geführt, ist dieses ebenso auf die Verwendung entsprechender Fachtermini zu prüfen und ggf. zu verändern. Beachtet werden muss dabei aber, dass dieses Protokoll dann nur in den Bereichen zulässig ist und Verwendung finden darf, die tatsächlich das Bobath-Konzept in die Patientenversorgung integriert haben und entsprechend tätig sind.

1.3.3 Selbstversorgung

Die durchzuführende Unterstützung bei der Körperpflege wird meist in der Pflegeplanung aufgeführt und dort routinemäßig abgezeichnet. Hier ist in der Planung zu empfehlen, Anwendung findende Konzepte tatsächlich zu benennen. Im pflegerischen Bericht sollten außergewöhnliche, von der Routine abweichende Sachverhalte dokumentiert werden. Dies kann z. B. so aussehen: »Anleitung zum selbstständigen Waschen des Oberkörpers«, »beruhigende/belebende Waschung« oder »unterstützendes Führen des rechten Armes zum Haare kämmen => Wiederholung bei nächster Körperpflege erforderlich«. Bei dem letzten Eintrag werden an den nachfolgenden Dienst Informationen weitergegeben, die die kontinuierliche Weiterführung der Aktivierend-therapeutischen Pflege garantieren.

Im Bereich des An- und Auskleidens könnten diese Formulierungen zu finden sein »erfolgreiche Anwendung der Greifzange beim Ausziehen«, »Zuknöpfen geübt (Bluse): nach Anleitung beim ersten Knopf zwei weitere Knöpfe selbstständig geschafft« oder auch »heute Lieblings-T-Shirt angezogen«.

Der Aspekt der Ernährung wird unterschieden in mit und ohne Kau- und/oder Schluckproblematik. Letztere Patienten sind nicht gefährdet bei der Nahrungsaufnahme. Trotzdem können sie fachlicher Begleitung bedürfen. Denkbar ist diese z. B. bei Patienten mit Einschränkungen der oberen Extremitäten (»Verwenden von Einhänderbrett«) oder kognitiv leicht beeinträchtigten oder unmotivierten Patienten (»Namenskärtchen platziert« oder »Pat. hat im Speisesaal im Kreis von Mitpatienten gegessen«) oder bei mangelernährten Patienten (»Angehörige zu hochkalorischer Ernährung informiert«). Für den Krankenhausbereich ist zu empfehlen, bei allen Patienten Größe und Gewicht zu Beginn der Behandlung zu messen, ggf. weiterführende Assessments zu verwenden und bedarfsgerecht weitere Gewichtsmessungen vorzunehmen. Die Überwachung der Ein- und Ausfuhr kann ebenso bedarfsgerecht sehr sinnvoll sein und wichtige Anhaltspunkte für weitergehende Maßnahmen liefern. Bei mangelernährten bzw. davon bedrohten Patienten gehört neben einer Ernährungsberatung auch das Führen von Verzehrprotokollen zur professionellen Versorgung.

Bei schluckgefährdeten Patienten ist es unerlässlich, logopädische Fachexpertise einzuholen. Pflegende werden in diesen Konstellationen oft als Co-Therapeuten tätig. Dies bedarf einer entsprechenden Fortbildung und professionellen Verhaltens, um den Patienten nicht zu gefährden. Eintragungen, die solche Versorgungswirklichkeiten spiegeln, sind »vor der Nahrungsaufnahme Sitzposition kontrolliert und optimiert«, »Schluckakt entsprechend der logopädischen Vorgaben unterstützt« oder auch »Schnitten vorbereitet, Pat. beobachtet während der Mahlzeit, im Anschluss gemeinsam Mundhöhle kontrolliert«.

Der letzte hier betrachtete Aspekt soll die Thematik Ausscheidung sein. Diesbezüglich sind vielfältige professionelle Versorgungs- und Unterstützungsmaßnahmen aber auch Anleitungen und Beratungen denkbar. Dementsprechend vielfältig stellt sich die Dokumentation dar. »Pat. zu verschiedenen Kontinenzmaterialien beraten«, »Toilettengang begleitet. Patient motiviert, sich wieder zu melden, wenn er Harndrang wahrnimmt.« oder »Pat. hat Stoma unter Anleitung selber versorgt« sind nur einige Beispiele.

1.4 Abschließende Gedanken

Geriatrische Abteilungen müssen ein geriatriespezifisches Pflegekonzept vorweisen. Darin muss Bezug genommen werden auf das Konzept der Aktivierend-therapeutischen Pflege. Auch sind geriatriespezifische Pflegestandards sehr zu empfehlen. Sie weisen nach, wenn diese sich von den Pflegestandards des restlichen Hauses unterscheiden, dass geriatrische Pflegetätigkeit abgrenzbar ist. Wird von dem Standard abgewichen, was selbstverständlich entsprechend der Bedarfe und Bedürfnisse des Patienten möglich ist, sind die abweichenden Maßnahmen zu dokumentieren und zu begründen. Die Aktivierend-therapeutische Pflege in der Geriatrie (ATP-G) ist ein pragmatisches Pflegekonzept für die Altersmedizin mit hohem Aktualitätsgrad. Die fachlich-exakte Dokumentation ist untrennbarer Bestandteil dieses Konzeptes und deutliches Zeichen professioneller geriatrischer Pflege.

Literatur

Ausbildungs- und Prüfungsverordnung für den Beruf der Altenpflegerin und des Altenpflegers (Altenpflege-Ausbildungs- und Prüfungsverordnung – AltPflAPrV), Ausfertigungsdatum: 26.11.2002, Stand: Zuletzt geändert durch Art. 35 G v. 18.04.2016 I 886

Ausbildungs- und Prüfungsverordnung für die Berufe in der Krankenpflege (KrPflAPrV), Ausfertigungsdatum: 10.11.2003, Stand: Zuletzt geändert durch Art. 33 G v. 18.04.2016 I 886

Bürgerliches Gesetzbuch (BGB), Ausfertigungsdatum: 18.08.1896, Stand: Neugefasst durch Bek. v. 2.1.2002 I 42, 2909; 2003, 738; zuletzt geändert durch Art. 1 G v. 20.7.2017 I 2787

Freie Hansestadt Bremen, Die Senatorin für Bildung, Wissenschaft und Gesundheit & Die Senatorin für Soziales, Kinder, Jugend und Frauen: Berufsordnung für die staatlich anerkannten Pflegeberufe, vom 4. Februar 2011

Freie und Hansestadt Hamburg, Senator für Soziales, Familie, Gesundheit und Verbraucherschutz: Berufsordnung für Gesundheits- und Krankenpflegerinnen, Gesundheits- und Krankenpfleger, Gesundheits- und Kinderkrankenpflegerinnen und Gesundheits- und Kinderkrankenpfleger sowie Altenpflegerinnen und Altenpfleger (Pflegefachkräfte-Berufsordnung), vom 29. September 2009

Freistaat Sachsen, Die Staatsministerin für Soziales und Verbraucherschutz: Verordnung des Sächsischen Staatsministeriums für Soziales und Verbraucherschutz über die Berufsausübung von Pflegefachkräften (Berufsordnung Pflegefachkräfte – PflBO), vom 30. November 2012

Freistaat Sachsen, Sächsisches Staatsministerium für Kultus: Empfehlungen zur Gestaltung der praktischen Ausbildung Altenpfleger/Altenpflegerin, Klassenstufen 1 bis 3, August 2003

Freistaat Sachsen, Sächsisches Staatsministerium für Kultus: Lehrpläne für die Berufsfachschule, Altenpfleger/Altenpflegerin, Fachlicher Bereich; Klassenstufen 1 bis 3, August 2003

Freistaat Sachsen, Sächsisches Staatsministerium für Kultus: Lehrplan für die Berufsfachschule, Gesundheits- und Krankenpflege/Gesundheits- und Kinderkrankenpflege, Berufsbezogener Bereich; Klassenstufen 1 bis 3, August 2005

Freistaat Sachsen, Sächsisches Staatsministerium für Kultus: Lehrplan Berufsfachschule Pflegefachfrau / Pflegefachmann, Berufsbezogener Bereich; Klassenstufen 1 bis 3, 2020

Landespflegekammer Rheinland-Pfalz: Berufsordnung vom 12.Dezember 2019

Pflegeberufe-Ausbildungs- und -Prüfungsverordnung vom 2. Oktober 2018 (BGBl. I S. 1572), die durch Artikel 10 des Gesetzes vom 19. Mai 2020 (BGBl. I S. 1018) geändert worden ist. Stand: Geändert durch Art. 17 G v. 15.8.2019 I 1307

Pflegeberufegesetz vom 17. Juli 2017 (BGBl. I S. 2581), das zuletzt durch Artikel 9 des Gesetzes vom 19. Mai 2020 (BGBl. I S. 1018) geändert worden ist. Stand: Zuletzt geändert durch Art. 3a G v. 13.1.2020 I 66

Saarland, Der Minister für Justiz, Arbeit, Gesundheit und Soziales: Berufsordnung für Pflegefachkräfte im Saarland vom 28. November 2007

Teil II
Pflegestandards

1 Allgemeine Bedeutung von Pflegestandards

Carsten Klein

Beginnend im Jahr 2016 hat sich eine Arbeitsgruppe des Bundesverbandes Geriatrie e. V. mit der Erstellung von Musterpflegestandards beschäftigt, die auf dem Katalog der Aktivierend-therapeutischen Pflege in der Geriatrie, kurz ATP-G, basieren und diesen konkretisieren. Gleichzeitig verfolgen diese Pflegestandards das Ziel, die Dokumentation zu vereinfachen und zu vereinheitlichen. Die folgenden Ausführungen sollen beleuchten, ob die Dokumentation der Aktivierend-therapeutischen Pflege in der Geriatrie anhand von Pflegestandards (rechtlich) möglich ist.

1.1 Grundlagen und Funktionen der Dokumentation

Bevor sich dieser Frage genähert wird, sollen zunächst die Grundlagen und Funktionen der Dokumentation betrachtet werden.

Aus § 630 f. Abs. 1 BGB ergibt sich, dass der Behandelnde verpflichtet ist, zum Zweck der Dokumentation in unmittelbarem zeitlichen Zusammenhang mit der Behandlung eine Patientenakte zu führen. Als Behandelnder ist jede Person zu verstehen, die medizinische oder pflegerische Maßnahmen am Patienten vornimmt. Die Dokumentation ist daher eine Pflicht und Bestandteil einer fachgerechten Behandlung. Für die ordnungsgemäße Versorgung des Patienten ist sie deshalb unverzichtbar. Die Dokumentation verfolgt den Zweck, durch die Aufzeichnung des Behandlungsgeschehens eine sachgerechte therapeutische Behandlung und Weiterbehandlung zu gewährleisten (BT-Drs 17/10488, S. 25 zu § 630 f. BGB). Sie dient zudem als Arbeitsmittel im Sinne einer Gedächtnisstütze sowie der Kommunikation und Information untereinander (Fachöffentlichkeit). Darüber hinaus kommt ihr eine abrechnungstechnische sowie – wenn auch nicht in erster Linie! – eine beweissichernde Funktion zu.

Aus § 630 f. Abs. 2 BGB ergibt sich, dass in der Patientenakte sämtliche aus fachlicher Sicht für die derzeitige und künftige Behandlung wesentlichen Maßnahmen und deren Ergebnisse aufzuzeichnen sind. Welche Maßnahmen wesentlich sind, beurteilt sich danach, welche Berufsgruppe dokumentiert. Für die Pflege sind dies sicherlich andere Maßnahmen als für den ärztlichen Dienst. So sind aus pflegerischer Sicht beispielsweise grundpflegerische Versorgungen, Anordnung und Durchführung behandlungspflegerischer Handlungen, atypische Verläufe und Verweisungen auf Standards wesentliche Maßnahmen. Grundsätzlich gilt, dass alles zu dokumentieren ist, was behandlungs- und pflegerelevant ist.

1.2 Grundlagen von Pflegestandards

Geklärt ist also, dass dokumentiert werden muss (Pflicht nach § 630f. Abs. 1 BGB) und was dokumentiert werden muss (wesentliche Maßnahmen i. S. d. § 630f. Abs. 2 BGB). Bevor geklärt werden kann, ob die Dokumentation der ATP-G anhand von Pflegestandards erfolgen kann, soll zunächst ein Blick auf die Grundlagen von Pflegestandards geworfen werden.

Nach der WHO-Definition ist ein Pflegestandard ein an einem bestimmten Kriterium ausgerichtetes erreichbares Leistungsniveau, an dem die tatsächliche Leistung gemessen wird. Die tägliche Arbeit der Pflege beinhaltet wiederkehrende Handlungen und Probleme, die qualitätsorientiert bewältigt werden müssen. Wenn also der Standard das Leistungsniveau beschreibt, kann die tägliche Arbeit sich an ihm ausrichten und auch daran gemessen werden.

Sinnvoll erscheint hierbei die Aufteilung des Standards in eine Struktur-, Prozess-, und Ergebnisdimension. Die Strukturdimension beschreibt die Anforderungen an die Pflegearbeit (sowohl in personeller als auch in materieller Hinsicht), die Prozessdimension die Anforderungen an die Handlung selbst. Die Ergebnisdimension beschreibt den gewünschten und erreichbaren Erfolg.

Bei wiederkehrenden Pflegemaßnahmen ist ein Standard sinnvoll, da er der Vereinheitlichung sowohl der Qualität der Behandlung als auch der Behandlung selbst dienlich ist. Dabei dürfen die Bedürfnisse des Individuums aber nicht außer Acht gelassen werden. Zudem dient der Pflegestandard der Erleichterung der Dokumentation.

1.3 Dokumentation unter Zuhilfenahme von Pflegestandards

Die Erleichterung der Dokumentation der ATP-G ist ein wesentliches Ziel, welches mit den vorliegenden Pflegestandards erreicht werden soll. Fraglich ist, welche rechtlichen Hürden der Dokumentationserleichterung im Wege stehen. So können die Anforderungen an die Dokumentation der ATP-G aus verschiedenen Blickwinkeln, so zum Beispiel aus haftungsrechtlicher Sicht, aber auch aus leistungsrechtlicher Sicht betrachtet werden. Je nachdem welcher Sichtweise man zuneigt, sind die Anforderungen an den jeweiligen Dokumentationsaufwand unterschiedlich hoch. So wird der Dokumentation aus leistungsrechtlicher Sicht (überwiegend von den Kostenträgern) meist eine sehr viel höhere Ausführlichkeit abverlangt als beispielsweise der Dokumentation von immer wiederkehrenden Routinehandlungen für den haftungsrechtlichen Nachweis.

Es besteht aber dennoch vielfach die Sorge vor eventuellen haftungsrechtlichen Konsequenzen. Diese Sorge wird u. a. mit § 630h Abs. 3 BGB begründet, wonach vermutet wird, dass eine Maßnahme nicht getroffen wurde, wenn der Behandelnde eine medizinisch gebotene wesentliche Maßnahme und ihr Ergebnis nicht in der Patientenakte aufgezeichnet hat. Aufgrund dieser, in einem Prozess drohenden, Beweiserleichterung wird oftmals ausführlicher dokumentiert, als es nötig ist. Die Dokumentation soll aber – wie oben erwähnt – dem Zweck dienen, durch die Aufzeichnung des Behandlungsgeschehens, eine sachgerechte therapeutische Behandlung und Weiterbehandlung zu gewährleisten. Sie soll also eigentlich fachlichen und behandlungsspezifischen Vorgaben folgen und nicht – jedenfalls nicht in erster Linie – Beweiszwecken (so Jaeger in FAKomm-MedR, § 630 f. BGB, Rn. 6).

Bei der leistungsrechtlichen Dokumentation ist zu beachten, dass sie genug Aussagekraft für den Anspruch des Krankenhauses auf die Vergütung des vollstationären Aufenthaltes hat. Insbesondere bei der Erbringung der geriatrischen frührehabilitativen Komplexbehandlung, welche nach dem OPS 8-550 die Aktivierend-therapeutische Pflege am Patienten beinhaltet, ist die Dokumentation der Pflegemaßnahmen relevant. Wenn die Dokumentation keinen Hinweis auf die Erbringung der Aktivierend-therapeutischen Pflege enthält, ist auch der Anspruch der Klinik auf Abrechnung der Leistungen aus dem OPS 8-550 nicht gegeben (siehe BSG, B1 KR 26/13 R).

Somit stellt sich die Frage, ob die vorliegenden Musterpflegestandards dem Sicherheitsgefühl in haftungsrechtlicher Sicht, als auch der Abrechnungssicherheit aus leistungsrechtlicher Sicht genügen können.

1.3.1 Haftungsrechtliche Sicht

Bei der haftungsrechtlichen Sicht lohnt sich ein Blick in andere Versorgungssektoren. So hat sich die Juristische Expertengruppe Entbürokratisierung der Pflegedokumentation im Jahr 2014 mit dem notwendigen Umfang der Pflegedokumentation bei ambulanten Pflegediensten und stationären Pflegeeinrichtungen beschäftigt. Diese Expertengruppe befürwortete die Unterscheidung zwischen Grund- und Behandlungspflege. Die Grundpflege betreffe regelmäßig wiederkehrende Versorgungsabläufe, während die Behandlungspflege regelmäßig darüber hinausgehe. Es sei ausreichend, wenn die erbrachten Leistungen der Grundpflege, die auf der Grundlage einer individuell strukturierten Informationssammlung und daraus abzuleitenden Pflegeplanungen beruhen, nicht mehr explizit täglich oder schichtbezogen neu dokumentiert werden bräuchten. Wenn aber Abweichungen von dieser Pflegeplanung auftreten, müsse dies selbstverständlich dokumentiert werden. Die juristische Expertengruppe greift in diesem Zusammenhang die Rechtsprechung zu den sog. Routinemaßnahmen auf, bei denen Selbstverständlichkeiten (wie z. B. die Desinfektion der Hautfläche vor der Injektion, OLG Köln, 5 U 144/97) nicht dokumentiert werden müssen. Auch hier besteht aber die Dokumentationspflicht bei Abweichungen vom Standard sowie für Berufsanfänger.

Wenn man diese Einschätzung auf den stationären oder teilstationären pflegerischen Bereich in der Geriatrie überträgt, wäre es möglich, anhand eines Pflegestandards den Dokumentationsaufwand zu reduzieren. Die Aktivierend-therapeutische Pflege geht zwar über die Grundpflege als allgemeiner Krankenhauspflege hinaus. Dennoch unterstützt sie den Patienten in regelmäßig wiederkehrenden Versorgungsabläufen, da sie sich in den Teilbereichen Beziehungsarbeit, Mobilität und Selbstversorgung mit den Unterscheidungen in Körperpflege, Kleiden, Nahrungsaufnahme mit und ohne Kau- und/oder Schluckstörung sowie Ausscheidung bewegt. Insofern wäre eine Dokumentation anhand eines Pflegestandards möglich, zumal nicht gänzlich darauf verzichtet, sondern nur die Schreibarbeit verringert würde. Allerdings wäre ein Abweichen vom Standard wiederum genau zu dokumentieren. Insgesamt muss aber auch auf die individuellen Besonderheiten des Patienten geachtet werden, was sich selbstverständlich an der Dokumentation nachvollziehen lassen muss. Dies geschieht u. a. dadurch, dass niemals alle in den Musterpflegestandards aufgeführten Teilaspekte für jeden Patienten zutreffen, sondern die jeweils passende Zuordnung im Rahmen der pflegerischen Planung erfolgen muss.

1.3.2 Leistungsrechtliche Sicht

Die leistungsrechtliche Sicht ist ungleich schwieriger, da die Dokumentation der ATP-G, als Nachweis der erbrachten Leistung, eine Voraussetzung für die Vergütung ist. Der OPS 8-550 setzt in seinen Mindestmerkmalen voraus, dass Aktivierend-therapeutische Pflege durch besonders geschultes Pflegepersonal erfolgen muss. Es werden aber keine Vorgaben gemacht, wie die Aktivierend-therapeutische Pflege zu dokumentieren ist. Deshalb besteht auf Krankenhausseite im Hinblick auf die sog. »MDK-Festigkeit« der Dokumentation immer wieder Unsicherheit.

Wirkliche Rechtssicherheit, die es dem Krankenhaus erlaubt, dem MDK die Dokumentation bei einer Einzelfallprüfung so entgegenzuhalten, dass die direkte Vergütung des Zahlungsanspruches durch die Krankenkasse erfolgt, gibt es nicht. Dies hängt zu stark von den prüfenden Personen und deren Erfahrungen sowie deren persönlicher Einstellungen gegenüber Pflegestandards ab. Wie dargelegt, mangelt es hier an verbindlichen Vorgaben. Im Ergebnis muss es aber für den Vergütungsanspruch ausreichen, wenn die Dokumentation alle Maßnahmen enthält, die am Patienten vorzunehmen waren und vorgenommen wurden.

1.4 Zusammenfassung

Aus Sicht der Autoren lässt sich dies anhand einer Dokumentation unter Zuhilfenahme der hier vorgelegten Musterpflegestandards als übergeordnete Leistungsbeschreibung bewerkstelligen. Diese enthalten alle für die Versorgung im ausgewählten Aspekt notwendigen Schritte des Pflegeprozesses inkl. der zugehörigen pflegerischen Maßnahmen, die an und mit dem Patienten vorgenommen werden. Somit ist für den MDK erkennbar, dass sowohl der Bedarf an Aktivierend-therapeutischer Pflege bestand, als auch aktivierend-therapeutisch gepflegt wurde.

Literatur

BT-Drs 17/10488, S. 25 zu § 630 f. BGB
Bürgerliches Gesetzbuch (BGB), Ausfertigungsdatum: 18.08.1896, Stand: Neugefasst durch Bek. v. 2.1.2002 I 42, 2909; 2003, 738; zuletzt geändert durch Art. 1 G v. 20.7.2017 I 2787
BT-Drs 17/10488
BSG, B1 KR 26/13 R
Juristische Expertengruppe Entbürokratisierung der Pflegedokumentation, Notwendiger Umfang der Pflegedokumentation aus haftungsrechtlicher Sicht (2014)
OLG Köln, 5 U 144/97
Prütting Fachanwaltskommentar Medizinrecht 4. Auflage

2 Arbeiten mit Pflegestandards

Katharina Schuhmann

Immer wieder taucht die Diskussion auf, in wieweit das Arbeiten mit Pflegstandards in der Praxis nützlich ist oder nicht. Kann man nur durch Standards eine Pflegequalität erhalten oder sogar erhöhen? Wie kann man Innovationen, wie die Einführung von Standards erfolgreich in die Praxis umsetzen? Der nachfolgende Beitrag wird versuchen darauf eine Antwort zu finden.

2.1 Rahmenbedingungen pflegerischer Arbeit und Innovationsfreudigkeit

Die Rahmenbedingungen pflegerischer Arbeit im Krankenhaus sind derzeit sehr problematisch. Oft kommt es zu Abstimmungs- und Koordinationsschwierigkeiten durch Personalmangel, ebenso wie zu Unterbrechungen der Arbeitsabläufe und Zeitdruck. Die Innovationsbereitschaft der Pflegefachkräfte ist dabei innerhalb der Krankenhäuser sehr gering (Baumann 1992, Hüneke 1992, Büssing 2001, Stemmer 2011, Wenderlein 2005, Lorenz-Krause 1992, Engelhardt/Herrmann 1999).

Im Krankenhaus wächst weiterhin die »Informationsflut« (Lorenz-Krause, 1992, S. 87) an. Die Zunahme an administrativen und kommunikativen Aufgaben erfordert, dass diese Kommunikations- und Informationstechniken reflektiert und sinnvoll verwendet werden (Lorenz-Krause 1992).

Fachkräftemangel, die Zunahme von schlecht oder unqualifizierten Pflegehilfskräften und von – bewusst gewählter oder aus wirtschaftlichen Erwägungen erwünschter – Teilzeitbeschäftigung sowie die daraus resultierende fehlende Personalkontinuität führen ebenso zu belastenden Arbeitssituationen in der Pflege (Schreier/Bartholomeyczik 2004, Bartholomeyczik et al. 2010, Stemmer 2011, Braun 2011). Es wird deutlich, dass sich die Situation der Pflegearbeit umgehend verbessern muss (Isfort et al. 2011).

Diese Rahmenbedingungen erschweren oder verhindern eine erfolgreiche Einführung und dauerhafte Umsetzung von neuen Ideen oder Innovationen wie beispielsweise den Pflegestandards.

Zusätzlich hinterfragen Meyer und Köpke (2006, S. 211–216) die Wirksamkeit der sogenannten »Expertenstandards« in der Pflegepraxis. Sie kamen zu den kritischen Ergebnissen, dass Expertenstandards eine »Mangelnde methodische Exaktheit«, »Mangelnde Nutzerfreundlichkeit und Umsetzbarkeit«, »Fehlende Verbindlichkeit der Empfehlungen« und ein[en] »Mögliche[n] fehlende[n] Nutzen für die Pflegepraxis« darstellen.

Das bedeutet, dass eine Implementierung eines Experten- oder Pflegestandards auf einer Station nicht gleichzeitig per se zu einer

Verbesserung der Patientensituation führen muss. Der Nutzen solcher Innovationen ist nicht eindeutig geklärt, aber auch nicht widerlegt.

2.2 Begriffsdefinition Pflegestandard

Die Literatur bietet für den Begriff Standard/ Pflegestandard sehr verschiedene Definitionen, es gibt Gemeinsamkeiten und Unterschiede. Es ist ein Instrument zur Qualitätssicherung und beschreibt sowohl qualitative als auch quantitative Pflegetätigkeiten und sollte nach dem neuesten Expertenwissen evaluiert und angepasst werden. Ziel dabei ist es, Transparenz und Überprüfbarkeit zu erreichen (§ 113 ff. SGB XI).

Die WHO definierte einen Standard 1988 wie folgt. »*Ein Standard ist ein an einem Kriterium ausgerichtetes, erreichbares Leistungsniveau. Die tatsächliche Leistung wird daran gemessen.*«

Wesentliche Kriterien für die Qualität von Standards sollten dabei »*Gültigkeit, Präzision, Evaluation und patientenorientierte Abstufung*« sein (Holnburger 2004, S. 21).

2.3 Vor- und Nachteile von Pflegestandards

Die Entwicklung von Standards erfolgte nicht zuletzt unter politischem Druck, um Maßnahmen zur Qualitätsentwicklung in der Pflege nachzuweisen sowie wirtschaftliches Handeln zu fokussieren. Standards können dabei sowohl nützlich als auch gefährlich sein. Wenn man Abläufe vereinheitlicht, bedeutet es nicht automatisch, dass sie besser werden. Dazu müssen die Prozesse mit möglichst allen Beteiligten aktiv (um)gestaltet werden.

Positive Aspekte durch den Einsatz von Standards in der Pflegepraxis ergeben sich für die meisten Beteiligten. Denn gerade Berufsanfänger haben Schwierigkeiten nach Ihrer Ausbildung professionell bei komplexen Pflegeaufgaben tätig zu werden. Hier kann ein Standard wie eine Landkarte sein oder als Wegweiser dienen. Aber auch langjährige Mitarbeiter können Standards für nützlich erachten. Gerade bei Tätigkeiten, die selten vorkommen oder sehr komplex sind, ist eine Art »Checkliste« oder eine Erinnerungshilfe sinnvoll.

Außerdem können Standards zur Erleichterung der pflegerischen Dokumentation genutzt werden. Sie sollen somit eine Zeitersparnis in der Fülle von Dokumentationsaufgaben bringen. Die Pflegedokumentation wird durch die Einführung von Pflegestandards vereinheitlicht.

Des Weiteren ist eine Mitarbeiterbewertung durch vorhandene Standards viel besser möglich, das Leistungsniveau kann messbar und überprüfbar gemacht werden.

Aber auch wirtschaftliche Aspekte spielen eine Rolle. Kosten für Neuanschaffungen von Hilfsmitteln oder technische Investitionen können besser kalkuliert und kontrolliert werden. Die Forderung, immer die neuesten wissenschaftlichen Erkenntnisse einzubeziehen, ist durch die Standards wissensbasiert umsetzbar, wenn diese nach entsprechenden Regeln aufgestellt worden sind und einer Aktualisierung unterliegen.

Letztendlich soll der Patient von der Anwendung von Pflegestandards profitieren. Er erhält damit eine gleichartige Behandlung und Versorgung, weitegehend unabhängig von der handelnden Person.

Neben den benannten Vorteilen gibt es auch Nachteile. Der Begriff Standard ist unterschiedlich interpretierbar und entfaltet verschiedene Verbindlichkeiten, mit teilweise widersprüchlichen Zielen.

In einem Standard niedergelegte Maßnahmen können in der einen Situation richtig und sinnvoll, in der anderen schädlich sein. So ist es beispielsweise ein allgemein anerkanntes pflegerisches Ziel Dekubiti zu verhindern. Im speziellen Bereich der Palliativpflege jedoch, muss evtl. eine Entscheidung pro oder contra Lagerung getroffen werden, um zwischen Dyspnoe oder Dekubitus zu priorisieren. Wenn der Standard nun eine Lagerung ausdrücklich vorschreibt, muss eine Abweichung erfolgen. Diese ist zu beschreiben und begründet sich aus der besonderen Situation heraus. Professionell Pflegende sind hier unverzichtbar.

Ein weiteres Beispiel ist die gleichmäßige und einheitliche Durchführung von Pflegemaßnahmen. Es sollte ein pflegerisches Ziel sein, bedarfs- und bedürfnisorientiert und nach Gewohnheiten des Patienten zu arbeiten, beispielsweise bei der Körperpflege. Die Maßnahmen sollten ein Ergebnis einer situationsangepassten Interaktion sein. Sonst besteht die Gefahr von Übergriffigkeiten und Erniedrigung, letztendlich den Tatbestand der Körperverletzung erfüllend. Ausschließlich nach Standard zu arbeiten hieße, eine Checkliste abzuarbeiten oder auch, Pflege sei unqualifiziert möglich oder quasi »nebenbei« erlernbar. Also: Wieviel Standard ist notwendig und möglich, um Individualität beizubehalten und zu fördern? Hier ist professionelle Pflegearbeit gefordert, um die richtige Schwerpunktsetzung zu finden.

Zusätzlich sollte aber auch klar sein, dass kein Standard »aus dem Bauch heraus« entstehen kann und soll, sondern immer wissensbasiert sein muss. Standards sollen das Denken anregen. Sie sollten und dürfen nicht dazu führen, dass einfach eine Checkliste angekreuzt wird, ohne Sinn und Verstand (Bartholomeyczik S. 2002, S. 12–16).

Ein Standard zeigt die bestmögliche Lösung eines Problems, aber nicht die Einzige. Grundlagen zur Problemlösung und im Handeln sind ein systematisches und anwendungsbereites Fachwissen, verfügbare Forschungsergebnisse und geforderte bzw. erwünschte Qualitätsstandards.

Letztendlich kann man zusammenfassend sagen, dass Pflegemaßnahmen an der individuellen Situation des Patienten ausgerichtet sein müssen. Abweichungen können durch Ausnahmesituationen erforderlich werden, beispielsweise bei lebensbedrohlichen Zuständen, sind jedoch als solche auch zu dokumentieren. Pflegestandards können nur gewöhnliche, häufig auftretende Situationen beschreiben und dafür Handlungsempfehlungen beschreiben.

2.4 Innovationstheoretische Überlegungen

Im Folgenden werden einige theoretische Überlegungen zur Thematik aufgeführt. Diese zu kennen und zu beachten kann einen Implementierungsprozess positiv beeinflussen.

»Das Krankenhaus als lernende Organisation.« (Borsi 1994, S. 115). Um als lernende Organisation definiert werden zu können, sind Rahmenbedingungen in einer Organisation zu schaffen, die Entwicklungen fördern und fordern. In Abgrenzung zu solchen, sehr förderlichen und positiv beschriebenen Strukturen wird schnell deutlich, dass sich Innovationen nur sehr schwer in den Krankenhäusern umsetzen lassen. Das System Krankenhaus ist hierarchisch geprägt mit meist geringen Entscheidungsspielräumen, oft fehlen förderliche Rahmenbedingungen und die Innovationsbereitschaft ist eher gering einzuschätzen. Zusätzlich wird eine dauerhafte erfolgreiche Umsetzung von neuen Ideen als sehr mühsam beschrieben.

Demgegenüber steht, dass das Bewusstsein der Pflegefachkräfte über die Notwendigkeit von Innovationen sehr hoch ist, aber dieses Bekenntnis allein nicht ausreicht für eine nachhaltige Umsetzung und Stabilisierung von neuen Ideen auf einer Station (Lorenz-Krause/Zell 1992, Engelhardt 1999, Orendi 1993).

2.4.1 Innovationsprozess/ -verläufe in einer Organisation

Im Folgenden wird der Innovationsprozess von Rogers näher erläutert. Bedeutende Innovationseigenschaften nach Rogers (2003, S. 15–16) sind:

- Ein relativer Vorteil ist der Grad, der eine Innovation als besser betrachtet als die Idee, die ersetzt worden ist. Um den Grad des relativen Vorteils zu messen, können soziales Ansehen, wirtschaftliche Gesichtspunkte, Zufriedenheit oder Bequemlichkeit der Innovation als Bemessungspunkte hinzugezogen werden (Rogers 2003).
- Kompatibilität ist der Grad der Übereinstimmung mit den Erfahrungen aus der Vergangenheit, bestehenden Wertevorstellungen sowie den Bedürfnissen des potenziellen Anwenders. Eine Idee, die nicht mit den Normen und Werten einer Organisation zusammenpasst, ist schlechter einzuführen als eine Innovation, die mit den Werten und Normen einer Organisation übereinstimmt (Rogers 2003).
- Komplexität stellt den Schwierigkeitsgrad der Anwendung und des Verständnisses gegenüber einer Innovation dar. Wenn eine Innovation weniger komplex ist, wird diese schneller in eine Organisation eingeführt und letztendlich früher von den potentiellen Anwendern angenommen.
- Überprüfbarkeit drückt den Grad aus, wie gut eine Innovation durch den potentiellen Anwender erprobt werden kann. Eine Innovation, die dabei überprüfbar ist, führt zu weniger Unsicherheit und es entsteht ein Prozess von »learning by doing«.
- Der Grad der Beobachtbarkeit beschreibt dabei die Sichtbarkeit der Innovationsergebnisse für andere Anwender. Je besser die Innovationsergebnisse sichtbar sind, desto leichter wird eine Innovation in eine Organisation eingeführt und angenommen (Rogers 2003).

Dabei gliedert sich der Innovationsprozess in zwei definierte Teilprozesse, einmal die »Initiierung«, die aus dem Informationen sammeln sowie der Planung und Konzeption besteht, aber auch aus der Entscheidungsfindung zur Einführung einer Innovation. Dieser Teilprozess besteht wiederum aus zwei Zwischenschritten der »Agenda-Aufstellung« und der »Anpassung«.

Der zweite Teil des Innovationsprozesses wird »Implementierung« genannt und besteht aus allen Ereignissen, Handlungen und Entscheidungen, die mit der Innovation verbunden sind. Diese Phase gliedert sich wiederum in die zu Beginn vorzunehmende »Neudefinition/Neustrukturierung«, danach folgt die »Aufklärung« und als letzter Teil innerhalb der Implementierungsphase folgt die »Etablierung« (Rogers 2003, S. 434).

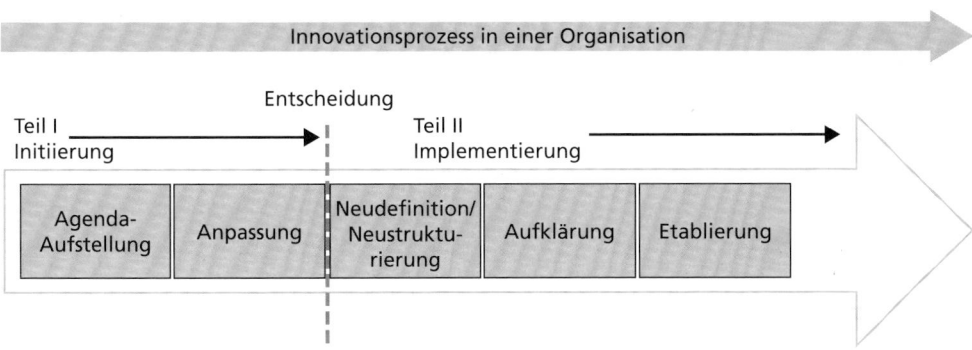

Abb. II.1: Innovationsprozess in einer Organisation, Eigene Darstellung in Anlehnung an: Rogers 2003, S. 421

Initiierung

In der Agenda-Aufstellung werden allgemeine organisatorische Probleme oder bestimmte Bedürfnisse identifiziert. Die Notwendigkeit oder der Bedarf für eine Innovation wird dabei deutlich. In dieser Phase entsteht oft ein Motivationsschub, der genutzt werden sollte, um weitere Schritte im Innovationsprozess voranzutreiben. Eine Diskrepanz zwischen den Erwartungen eines Unternehmens und den tatsächlichen Leistungen der Organisationsteilnehmer im Innovationsprozess kann den Prozess entscheidend hemmen. Hier ist die Kommunikationskultur der Organisation gefordert.

In der Phase der Anpassung wird sowohl die Innovation als auch die Organisation umgestaltet. Im Schritt eins wird geprüft, ob die Innovation zu dem Problem oder den Bedürfnissen der Organisation passt und im Schritt zwei, ob diese umgesetzt werden kann. Eine effektive und ausführliche Anpassung ermöglicht es, dass die neue Idee dauerhaft in einer Organisation aufrechterhalten bleibt.

Am Ende dieser Phase wird die Entscheidung getroffen. Der Innovationsprozess geht vom ersten Teil – die Initiierung – zum zweiten Teil – die Implementierung – über (vgl. Rogers 2003, S. 424).

Implementierung

Bei der Neudefinition oder Neustrukturierung des Prozesses und der Organisation durch die Innovation werden die mehrseitigen Bedürfnisse betrachtet und bewertet. Als Ergebnis sollen die Ziele der Organisation und deren Mitglieder erfüllt werden. Diese Neustrukturierung als Teilschritt des Innovationsprozesses führt dazu, dass die Organisationsteilnehmer die Innovation als ihr Eigenes ansehen.

In der Aufklärungsphase verbreitet sich die Innovation immer mehr in der jeweiligen Organisation. Die Bedeutung der Innovation wird von den Mitgliedern erkannt und der Vorteil für die Organisation wird immer eindeutiger. Bei einem zu raschen Vorantreiben dieser Phase oder mangelnder Kommunikation können negative Ergebnisse entstehen, wie beispielsweise Missverständnisse oder Konsequenzen, die als Sanktionen empfunden werden. In der Folge werden diese negativen Entwicklungen der Innovation zugeschrieben. Eine zu schnelle Umsetzung kann des Weiteren zu Unsicherheit bei den Organisationsmitgliedern führen. Hier spielt der Innovationsfürsprecher eine wichtige Rolle, um innerhalb der Organisation aufzuklären und die Mitglieder zu unterstützen.

Der letzte Teilschritt in der Implementierungsphase ist die Etablierung oder auch

Routine. In dieser wird die Innovation in die regulären Aktivitäten der Organisation integriert und sie verliert so ihre Identität als Innovation. Der Innovationsprozess ist damit beendet.

2.4.2 Ergebnisse von Innovationsprozessen

In der Etablierungsphase können auch Schwierigkeiten in Bezug auf die Nachhaltigkeit einer Innovation identifiziert werden. Nachhaltigkeit beschreibt dabei den Grad der Einführung der Innovation von den ersten Überlegungen bis hin zur sicheren und dauerhaften Übernahme. Die Nachhaltigkeit einer Innovation wird durch eine breite Beteiligung der Organisationsmitglieder an dem Innovationsprozess insgesamt sowie an den Aspekten Neudefinition und Neustrukturierung, aber auch durch eine aktive Beteiligung des Innovationsfürsprechers gefördert (Rogers 2003, S. 424–435).

Ein Innovationsprozess kann unterschiedliche Ergebnisse erzielen (▶ Abb. II.2).

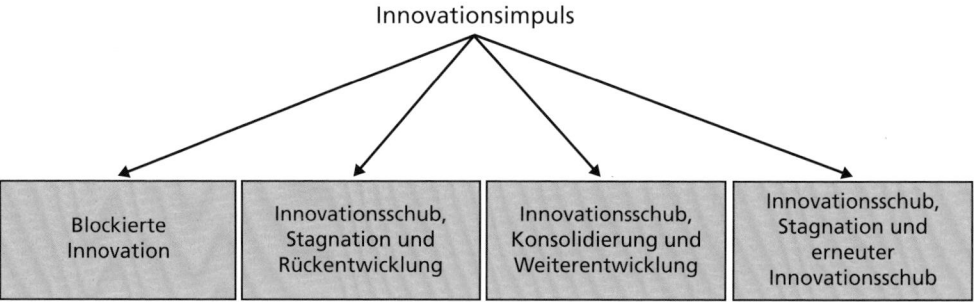

Abb. II.2: Innovationsverläufe, Eigene Darstellung in Anlehnung an: Engelhardt und Herrmann 1999, S. 88

Bei einer sog. blockierten Innovation kommt es zu keiner bedeutenden Umgestaltung innerhalb der Organisation. Diese Form tritt in der Praxis sehr häufig auf. Weiterhin wird deutlich, dass die »Bekenntnis zur Notwendigkeit von Innovationen« (Engelhardt/Herrmann 1999, S. 88) nicht unbedingt dazu führt, dass es zu Umgestaltungen im Stationsalltag kommt. Es gibt viele Barrieren und Widerstände, die einem erfolgreichen Innovationsverlauf entgegenstehen.

Im Ergebnis von Innovationsschub, Stagnation und Rückentwicklung greift zu Beginn der Innovationsimpuls und es kommt zu Veränderungen. Nach einer Konsolidierung entwickelt sich die Innovation aber nicht weiter und die Folge ist eine Angleichung an die vorherigen Strukturen und Rahmenbedingungen. Auch diese beschriebene Form tritt häufig in der Praxis auf.

Wünschenswert ist das Ergebnis Innovationsschub, Stagnation und erneuter Innovationsschub. Hier kommt es zu Beginn zu Umgestaltungen in der Praxis. Nach diesen Umgestaltungen kommt es jedoch im Arbeitsprozess zur Stagnation, lediglich die Bereitschaft zu Veränderungen bleibt erhalten. Auftretende Probleme und Unzulänglichkeiten werden gelöst, neue Innovationsschübe können entstehen mit der Folge von Weiterentwicklungen in bestimmten Bereichen. Dies ist ein sehr positiver Verlauf, denn hier kommt es zu Stabilisierungsprozessen nach erfolgreich überwundenem Stillstand (vgl. Engelhardt/Herrmann 1999, S. 88–89).

Das beste Ergebnis, dass in einer Organisation auftreten kann, bedeutet Innovationsschub, Konsolidierung und Weiterentwicklung. Hier führt der Innovationsimpuls wiederum zu Umgestaltungen und nach einer Konsolidierung laufen weitere Umgestaltungsprozesse ab, ohne dass es auftretender Probleme bedarf. Der stetige Prozess der Veränderung bleibt erhalten, eine Anpassung an sich verändernde Bedingungen erfolgt. Dieser Verlauf ist in der Praxis sehr selten, denn es ist eher ein reibungsloser Verlauf (vgl. Engelhardt/Herrmann 1999, S. 88–89).

Eine Blockade, Rückentwicklung oder auch Stagnation gehören jedoch meist zu einem normalen Innovationsverlauf dazu und sind nicht als Scheitern des Prozesses insgesamt zu bewerten.

2.4.3 Der entscheidende Faktor Mensch

»Die Pflegekräfte entwickeln auf der Grundlage ihrer vorangegangen Berufsbiografie, ihrer Qualifikation und Arbeitsmotivation und ihres Pflegeverständnisses sehr unterschiedliche Einstellungen gegenüber den Innovationen.« (Engelhardt/Herrmann 1999, S. 102).

Die Stabilität im Pflegeteam ist für das jeweilige Ergebnis ein beeinflussender Faktor. Eine feste Teamstruktur und Teamidentität führen zu einer personellen Kontinuität, sozialen Sicherheit und vorhersehbaren Arbeitsergebnissen. Hier können Innovationsimpulse von außen, die nicht als eigene Themen erkannt und angenommen werden, sehr schnell abgewiesen oder passend verändert werden.

Bei der instabilen Teamstruktur herrscht eine große Anstrengung, die geforderten Aufgaben zu lösen, aber auch eine große Herausforderung Konflikte anzugehen. Innovationen innerhalb dieser Teamstrukturen umzusetzen, ist kaum möglich, denn die Pflegekräfte haben nicht mehr die Energie für weitere Aufgabenbereiche. Konflikte und Probleme können sich hier noch verstärken (Engelhardt/Herrmann 1999).

Die »dynamische Teamstruktur mit einer entwicklungsorientierten Teamidentität« (Engelhardt & Herrmann 1999, S. 101) ist eine sehr positive Konstellation und förderlich für eine effektive und effiziente Bearbeitung von Innovationen.

Ein weiteres Problem ist, dass eine Innovation eher isoliert verläuft. Gründe dafür sind Angst gegenüber Einschränkungen und Widerstände anderer Berufsgruppen. Für eine erfolgreiche Umsetzung sind aber interdisziplinäre Zusammenarbeit und ein gemeinsames Interesse an der Innovation notwendig (Engelhardt & Herrmann 1999).

Diese beschriebenen Bedingungsfaktoren müssen bei der Implementierung einer Innovation beachtet werden. Denn durch die Identifizierung und Bearbeitung von bestimmten Teilaspekten kann eine Innovation weiter vorangebracht werden und sich mehr und mehr in der Organisation konsolidieren.

2.5 Förderliche und hinderliche Faktoren zur Implementierung von Pflegestandards

Das Wichtigste zuerst: Es macht keinen Sinn, einen Standard »von oben« bspw. durch die Pflegedienstleitung allein zu entwickeln! Sie/er kann eine Grundlage schaffen und einen Rahmen vorgegeben, aber inhaltlich müssen die Mitarbeiter beteiligt sein. Ein wichtiger und notwendiger Aspekt ist die Partizipation der Mitarbeiter. Partizipation wird verstanden als Teilhabe, Beteiligung, Mitwirkung, Mitbestimmung, Mitsprache oder Einbeziehung. Ist dies nicht gegeben, kann die Implementierung durch diesen einen Faktor scheitern.

Konkrete Empfehlungen sind:

- Mitarbeitergespräche: Alle Mitarbeiter sind zu informieren. Diese Information sollte über mehrere Wege an die Mitarbeiter herangetragen werden (Teamsitzung, Hausmitteilung, in Mitarbeitergesprächen usw.). Ebenso sollte mehrmals informiert werden – Im Pflegedienst erreicht man nie alle Mitarbeiter innerhalb einer Veranstaltung!
- Aktiver Einbezug der Mitarbeiter: Einige Mitarbeiter sollten in einer Arbeitsgruppe/ einem Qualitätszirkel mitwirken, mit dem Ziel der inhaltlichen Strukturierung des Standards und zur Klärung der erforderlichen Implementierungsschritte. Bei der Auswahl der Mitarbeiter für die Arbeitsgruppe sollte weiterhin beachtet werden, dass besonders auch die »Meckerer« mit einbezogen werden. Holt man diese ab, sind sie mit dabei, kann die Implementierung positiv verlaufen.
- Ressourcenklärung: Auch ist die Bereitstellung notwendiger Ressourcen ein wichtiger Aspekt. Denn nichts ist demotivierender, als das die Mitarbeiter eine bestimmte Pflegetechnik anwenden wollen und die Hilfsmittel nicht (ausreichend) vorhanden sind. Hier müssen rechtzeitig die entsprechend Verantwortlichen kontaktiert werden, um zeitnah zur Implementierung die erforderliche Ausstattung zur Verfügung stellen zu können. Aber auch personelle Ressourcen müssen für die Umsetzung von speziellen Pflegetechniken gegeben sein, zumindest bei Einführung einer neuen Verfahrensweise muss mehr Zeit eingeplant werden. Ist dann eine gewisse Routine erreicht, benötigt die Umsetzung weniger zeitliche Reserven.
- Passgenaue Fortbildungen: Des Weiteren sollten themenbezogene Fortbildungen angeboten werden, die möglichst praxisnah und zweckmäßig sein sollten. Die Mitarbeiter sollten befähigt werden, sich inhaltlich mit dem Thema auseinanderzusetzen. Auch hier ist es wichtig, um ein Thema ins Team zu bringen, dass möglichst alle Mitarbeiter befähigt werden. Die Implementierung hat gute Chancen, wenn alle ein vergleichbares Basiswissen besitzen. Es ist außerdem sinnvoll, Multiplikatoren in den Teams auszubilden, die sich über das Basiswissen hinaus intensiver mit einem bestimmten Themengebiet auseinandergesetzt haben und für die Teammitglieder dann Ansprechpartner, Unterstützer oder auch Anleitende sind.
- Einbeziehen von Experten: Die Erfahrung zeigt weiterhin, dass das Einbeziehen von Experten, die außerhalb des Teams arbeiten, sehr sinnvoll sein kann. Sie haben meist einen anderen, professionellen Blick auf die Dinge und liefern dadurch wertvolle Anregungen. Als Experten können dabei durchaus auch Mitarbeiter anderer Stationen oder Einrichtungen angesehen werden, die mit dem Thema bereits Erfahrungen sammeln konnten und dem Thema positiv gegenüberstehen.
- Positive Rolle der Führungskraft: Auch kann die aktive Rolle der Führungskraft einen positiven Aspekt bei der Implementierung von Standards darstellen. Die Führungskräfte sollten dabei die positiven Gesichtspunkte des Standards aufzeigen und sich von allen Mitarbeitern Feedback einholen. Sie sollten dabei nicht alle Aufgaben der Implementierung übernehmen, aber sich regelmäßig über den Fortschritt informieren. Besonders im Zeitraum nach der Einführung ist es wichtig, in regelmäßigen Abständen die Umsetzung zu prüfen. Geeignet sind dafür beispielsweise Pflegevisiten.

Letztendlich ist es in allen Prozessschritten notwendig, die Theorie in der Praxis zu prüfen. Also:

- Passt der Standard zu dieser Station, d. h. sind die benannten Voraussetzungen vorhanden?
- Sind die notwendigen Ressourcen verfügbar?
- Welche Vorteile ergeben sich mit der Einführung des Standards konkret für das Team und für das einzelne Teammitglied?
- Welche Unterstützung wird bei der Implementierung konkret benötigt?

Aber auch:

- Gibt es neue Erkenntnisse, die eine Anpassung notwendig machen?
(vgl. Sachs 2006)

Die Einführung von Pflegestandards ist nicht ohne Aufwand zu betreiben, aber der damit verbundene Nutzen, wie beispielsweise die Vereinheitlichung pflegerischer Arbeit, die Verbesserung der Ausbildung und Einarbeitung neuer Mitarbeiter oder das Sichtbarmachen der Pflege als ein entscheidender Teil der Patientenversorgung, und die Chance, wieder mehr direkte Zeit mit und am Patienten verbringen zu können, sind vorhanden. Gehen wir es an.

Literatur

Bartholomeyczik, S. et al. (2010): Der Expertenstandard Ernährungsmanagement zur Sicherstellung und Förderung der oralen Ernährung in der Pflege. In: Deutsches Netzwerk für Qualitätsentwicklung in der Pflege (Hrsg.): Expertenstandard Ernährungsmanagement zur Sicherstellung und Förderung der oralen Ernährung in der Pflege. Osnabrück: Schriftenreihe des Deutschen Netzwerks für Qualitätsentwicklung in der Pflege

Baumann, M./Zell, U. (1992): Die Arbeitssituation in der stationären Krankenpflege. Ausgewählte Ergebnisse einer Befragung in Krankenhäusern. In: Prognos (Hrsg.): Auf dem Weg aus der Pflegekrise? Neue Ideen und Lösungsansätze in der Krankenpflege. Berlin: Edition Sigma

Borsi, Gabriele M. (1994): Das Krankenhaus als lernende Organisation. Zum Management von individuellen, teambezogenen und organisatorischen Lernprozessen. Heidelberg: Asanger

Büssing, A./Glaser, J. (2001): Arbeitsbelastungen in der Krankenpflege. In: Landenberger, Margarete; Münch, Matthias (Hrsg.): Innovation in der Pflege. Bern: Hans Huber

Engelhardt, M./Herrmann, C. (1999): Humanisierung im Krankenhaus. Empirische Befunde zur Professionalisierung der Patientenversorgung. Weinheim, München: Juventa

Holnburger, M. (2004): Pflegestandards in der Psychiatrie, 3. Aufl. Elsevier, München

Hüneke, K. (1992): Beteiligung von Betroffenen bei technischen und organisatorischen Innovationen im Krankenhaus. In: Prognos (Hrsg.): Auf dem Weg aus der Pflegekrise? Neue Ideen und Lösungsansätze in der Krankenpflege. Berlin: Edition Sigma

Lorenz-Krause, R./ Zell, U. (1992): Umsetzungschancen ganzheitlicher Pflegesysteme. In: Prognos (Hrsg.): Auf dem Weg aus der Pflegekrise? Neue Ideen und Lösungsansätze in der Krankenpflege. Berlin: Edition Sigma

Rogers, M. E. (2003): Diffusion of Innovations. New York, London, Toronto, Sydney: Free Press (5 Aufl.)

Schreier, M./ Bartholomeyczik, S. (2004): Mangelernährung bei alten und pflegebedürftigen Menschen. Ursachen und Prävention aus pflegerischer Perspektive. Review/Literaturanalyse. Hannover: Schlütersche

Sozialgesetzbuch (SGB XI) § 113 (2017): SGB XI Maßstäbe und Grundsätze zur Sicherung und Weiterentwicklung der Pflegequalität

Orendi, B. (1993): Veränderung der Arbeitssituation im Krankenhaus: Systemisch denken und handeln. In: Badura, Bernhardt; Feuerstein, Günter; Schott, Thomas (Hrsg.): System Krankenhaus. Arbeit, Technik und Patientenorientierung. Weinheim, München: Juventa

Wenderlein, F. (2005): Arbeitssituation und Fehlzeiten bei Pflegefachkräften. Vorschläge zur Verbesserung für alle Krankenhäuser. Melsungen: Bibliomed

Zeitschriften

Bartholomeyczik, S. (2002): Sinn und Unsinn von Pflegestandards In: Heilberufe 54, S. 12–16

Braun, B. (2011): Wunsch und Wirklichkeit der berufsgruppenübergreifenden Kooperation im Krankenhaus. In: Pflege & Gesellschaft, 16. Jg., Heft 4, S. 304–305,320

Isfort, M. et al. (2011): Zur Situation des Pflegepersonals in deutschen Krankenhäusern-Ergebnisse des Pflege- Thermometers 2009. In: Pflege & Gesellschaft, 16. Jg., Heft 1, S. 17

Marhold, D./ Happe, K. (1999): Pflegestandards- Pro und Contra. In: Pflege& Gesellschaft, 4.JG, Nr. 1, S. 14–16

Meyer, G./ Köpke, S. (2006): Expertenstandards in der Pflege. Wirkungsvolle Instrumente zur Verbesserung der Pflegepraxis oder von ungewissem Nutzen? In: Gerontol Geriat, 39. Jg., Heft 3, S. 211–216

Sachs M. (2006): Erfolgreiche Strategien und Methoden der Implementierung von Pflegestandards. Eine systematische Übersichtsarbeit. In: Pflege (1), S. 33–44

Stemmer, R. (2011): Zur Situation der Pflege im Krankenhaus. In: Pflege & Gesellschaft, 16. Jg., Heft 4, S. 293, 301–302

3 Präambel Musterpflegestandards

Liebe Leserinnen, liebe Leser,

im Folgenden finden Sie das Kernstück dieses ATP-G-Buches: die Musterpflegestandards. Entstanden sind diese als Antwort auf die immer wieder gestellte Frage nach der Dokumentation der ATP-G-Pflege unter der Maßgabe der Ressourcenschonung. Gleichzeitig sollen die Musterpflegestandards helfen, eine bedarfs- und – wenn möglich auch – bedürfnisgerechte Pflege darzulegen und Behandlungsprozesse möglichst effizient darzustellen. Ausgehend von der Definition der Aktivierend-therapeutische Pflege in der Geriatrie und den im Konzept aufgeführten Handlungs- und Pflegeschwerpunkten, sollten pflegerische Arbeitsmittel geschaffen werden, die nachhaltig den Arbeitsalltag erleichtern, indem der Dokumentationsaufwand gesenkt sowie die Dokumentation insgesamt vereinfacht und vereinheitlicht wird. Die Verwendung geriatriespezifischer pflegerischer Fachbegriffe symbolisieren das ATP-G-Konzept. Die Musterpflegestandards machen den ATP-G-Katalog handhabbar.

Die Musterpflegestandards dienen ebenso der Optimierung geriatrischer Behandlungsstrukturen und -prozesse. Thematisch dem ATP-G-Konzept entsprechend, weisen die Musterpflegestandards aus, was Pflegende in diesen Situationen grundsätzlich leisten sollen und wie diese Leistung auszusehen hat. Wenn unterschiedliche Maßnahmen zur Auswahl stehen, haben Pflegende eine Entscheidungsunterstützung. Es liegen Begründungen für fachliches Handeln vor, können teaminterne Prozesse strukturiert werden und schließlich sind einheitliche pflegerische Vorgehensweisen möglich.

Aktivierend-therapeutische Pflege in der Geriatrie »geht über die Grundpflege hinaus und ist mit der Behandlungspflege nicht zu vergleichen« (Bartels 2019, S. 16), dennoch unterstützt ATP-G den Patienten in regelmäßig wiederkehrenden, alltäglichen Versorgungsabläufen. Insofern ist die Dokumentation anhand standardisierter Vorgaben möglich. Damit auch individuelle Alltäglichkeiten darzustellen, war die Herausforderung. Anforderungen bezüglich der Dokumentation bestehen aus den geriatrierelevanten Prozedurenschlüsseln OPS 8-550 bzw. OPS 8-98a lediglich abgeleitet, teilweise konkretisiert durch Urteile, beziehen sich aber nur auf organisatorische (normative) Aspekte der Dokumentation. Inhaltlich war also das ATP-G-Konzept handlungsleitend bei der Erstellung der Musterpflegestandards.

Abweichungen vom pflegerischen Alltag sind Abweichungen vom individualisierten Pflegestandard und müssen zusätzlich festgehalten werden, wobei grundsätzlich gilt, dass alles zu dokumentieren ist, was behandlungs- und/oder pflegerelevant ist.

Einordnung der Musterpflegestandards

Die vorliegenden Musterpflegestandards sind weder Expertenstandards oder wissenschaftliche Leitlinien noch einrichtungsspezifische Pflegerichtlinien oder -standards.

Um die Musterpflegestandards zu erstellen, wurden übliche Verfahrensweisen mit fachspezifischen Veröffentlichungen abgeglichen sowie auf Expertenwissen zurückgegriffen. Das gesammelte Wissen wurde nach pflegerischer Relevanz bewertet. Es werden komplexe

Situationen, Pflegeprobleme mit erheblichem Einschätzungsbedarf und pflegerische Handlungen mit hohem Interaktionsanteil abgebildet sowie Schulungs-, Beratungs- und Anleitungsbedarf betrachtet. Insofern dienen die Musterpflegestandards der Orientierung, sind eine Empfehlung für die Praxis und sind Ausdruck eines »evidence-based nursing«.

Einen Entwicklungsprozess wie beim Deutschen Netzwerk für Qualitätsentwicklung in der Pflege (DNQP) zur Erstellung der Expertenstandards in der Pflege haben die Musterpflegestandards jedoch nicht durchlaufen.

Die Musterpflegestandards enthalten verbindliche und optionale Elemente sowie präzise und messbare Kriterien. Sie sind geriatriespezifisch und von verschiedenen Professionen des interdisziplinären Teams als Arbeitsmittel nutzbar, insbesondere von den pflegerischen Mitarbeiterinnen und Mitarbeitern. Eine Arbeitsgrundlage können die Musterpflegestandards in allen deutschsprachigen Krankenhäusern und Rehabilitationseinrichtungen sein, in denen geriatrische Patientenbehandlung stattfindet.

An dieser Stelle sei ein formaler Hinweis gestattet:

Um die Lesbarkeit der Standards zu vereinfachen, haben wir auf geschlechtsspezifische Formulierungen verzichtet. Selbstverständlich sind immer alle Geschlechter gemeint.

Anwendung der Musterpflegestandards in der Einrichtung

Um die Musterpflegestandards als einrichtungsspezifische Arbeitsmittel verwenden zu können, bedarf es einer mehrschrittigen Bearbeitung.

Erstellung einrichtungsspezifischer Pflegestandards

Zunächst sind die Musterpflegestandards zu einrichtungsspezifischen Pflegestandards weiterzuentwickeln. Hier sind beispielsweise die in der Einrichtung Verwendung findenden Screening- und Assessmentinstrumente ebenso zu ergänzen, wie vorhandene Hilfsmittel oder hausintern etablierte Formulierungen.

Anzumerken ist an dieser Stelle, dass unter den in den Musterpflegestandards verwendeten Begriffen »Kenntnisstand« bzw. »Kenntnisse« sowohl theoretisches Wissen als auch fachliches Können und ggf. praktische Fähigkeiten subsumiert werden.

Ein Konzept, wie »Mitwirkung« und »Anleitung« weniger qualifizierter Pflegepersonen in der Einrichtung definiert, geschult und umgesetzt wird, ergänzt die Bearbeitung der Musterpflegestandards zu einrichtungsspezifischen Pflegestandards.

Je nach Grad der Professionalisierung der pflegerischen Arbeit in der jeweiligen Einrichtung sind die Angaben gegebenenfalls kleinteiliger aufzuschlüsseln. Auch können einrichtungsspezifische Hinweise zum Verhalten bei Komplikationen aufgenommen werden. Weitere Spezifizierungen sind denkbar.

Ein wichtiger Arbeitsschritt ist die Einordnung der Musterpflegestandards in die Systematik der einrichtungsspezifischen Pflegestandards. Hier gilt es Schnittmengen oder Berührungspunkte zu bereits bestehenden Pflegestandards herauszuarbeiten bzw. Leerstellen zu finden. Im besten Fall ergänzen sich die einrichtungsspezifischen Pflegestandards.

Ebenso ist zu entscheiden, inwiefern die aus den Musterpflegestandards entwickelten einrichtungsspezifischen Pflegestandards in die einrichtungsspezifische Pflegedokumentation einzufügen sind. Zur Implementierung gehören auch Überlegungen zu geeigneter Fortbildung und Supervision. Außerdem empfiehlt es sich, die Anwendung der einrichtungsspezifischen Pflegestandards in die Einarbeitungskonzepte aufzunehmen und an Fallbeispielen zu trainieren.

Erst nach einer solchen Vervollkommnung können die Musterpflegestandards die erwünschte Arbeitserleichterung bringen.

Individualisierung der aus den Musterpflegestandards entwickelten einrichtungsspezifischen Pflegestandards bezogen auf einen bestimmten Patienten

Um eine individualisierte Dokumentation mittels der Pflegestandards zu ermöglichen, ist eine weitere Konkretisierung unumgänglich. Nicht jedes Ziel, jede Maßnahme und jedes Ergebnis trifft für den bestimmten Patienten zu. Individualisieren heißt also, aus den verschiedenen Begriffskomplexen den/die jeweils zutreffenden Begriffskomplexe zuzuordnen. Die anderen Begriffskomplexe der einrichtungsspezifischen Pflegestandards bleiben bei diesem bestimmten Patienten unbeachtet.

Weitere Indizien für eine solche Individualisierung sind insbesondere auch Angaben zu

- spezifischen Vorbereitungen, Durchführungen und/oder Nachbereitungen,
- Häufigkeiten durchzuführender Maßnahmen,

und/oder Aussagen über

- das zur Durchführung benötigte (Fach)Personal (quantitativ und/oder qualitativ) oder
- weitere verwendete Materialien und/oder Hilfsmittel.

Weitere Anwendungsgebiete

Die aus den Musterpflegestandards entwickelten einrichtungsspezifischen Pflegestandards können auch zu Zwecken der Qualitätsverbesserung und -sicherung verwendet werden, beispielsweise

- zur Definition eines pflegerischen Behandlungsqualitätsniveaus,
- zur Einführung von (neuen) Pflegemaßnahmen,
- als Informationsquelle für (neue) Mitarbeiterinnen und Mitarbeiter,
- als Entscheidungshilfe zur Auswahl geeigneter Pflegemaßnahmen,
- zur Beurteilung der tatsächlichen Behandlungs- bzw. Pflegequalität.

Grenzen der Pflegestandards

Die Grenzen der Musterpflegestandards und der daraus entwickelten einrichtungsspezifischen Pflegestandards sind zu sehen in

- mangelnder Verfügbarkeit wissenschaftlichen Wissens.
- begrenzter zeitlicher Gültigkeit: Der Stand des Wissens verändert sich, entsprechende Anpassungen sind erforderlich.
- begrenzter Darstellbarkeit: In komplexen Situationen müssen in Abhängigkeit vom Patienten(zustand) meist eine Vielzahl von Entscheidungen getroffen und Maßnahmen durchgeführt werden. Jede Zustandsänderung erfordert neue Entscheidungen.

Im Übrigen gilt: Die Bedürfnisse, Bedarfe, Erfordernisse und/oder Ziele des zu Pflegenden sind wichtiger als das Befolgen einer (einrichtungsspezifischen pflege)standardisierten Anweisung. Insofern ist immer die Prüfung der Vorgaben in der Anwendungssituation erforderlich.

Außerdem müssen die einrichtungsspezifischen Pflegestandards verständlich, praktikabel und leistbar sein.

Schlussendlich muss aber auch klar formuliert werden, dass allein das Vorhandensein der Musterpflegestandards und/oder der einrichtungsspezifischen Pflegestandards nicht gleichbedeutend mit guter oder sehr guter Pflegequalität ist. Die individualisierte, auf den bestimmten Patienten abgestimmte Umsetzung des Pflegeprozesses ist hier entscheidend.

Struktur der Musterpflegestandards

Die Musterpflegestandards wurden in folgenden Strukturen aufgebaut:

1. Gliederung in Anlehnung an die Qualitätsdimensionen nach Donabedian (Gliederung vertikal)
   a) Strukturen, personell und materiell
   b) Prozesse
   c) Ergebnisse
2. Gliederung in Anlehnung an den Pflegeprozess (innerhalb der Gliederungspunkte »Prozesse« und »Ergebnisse«)
   a) Ressourcen
   b) Probleme
   c) Ziele
   d) Maßnahmen
   e) Ergebnisse

Entsprechend des Konzeptes der Aktivierendtherapeutischen Pflege in der Geriatrie (ATP-G), setzt der geriatrische Pflegeprozess bei den Ressourcen des Betroffenen an, deshalb diese Sortierung der Pflegeprozessschritte.

3. Gliederung nach Bedarfsgruppen entsprechend des ATP-G-Konzeptes (Gliederung horizontal)
   a) Alle Bedarfsgruppen
      – Neben Aspekten, die einer konkreten Bedarfsgruppe zuordenbar sind, wurden auch Aspekte berücksichtigt, die themenspezifisch aber unabhängig von der Bedarfsgruppe sind. Diese Aspekte sind hier zusammengefasst.
   b) Bedarfsgruppe 1
   c) Bedarfsgruppe 2
   d) Bedarfsgruppe 3
   e) Bedarfsgruppe 4

Nicht in allen Gliederungspunkten des Pflegeprozesses sind für alle Bedarfsgruppen Begriffskomplexe zugeordnet. Einige Begriffskomplexe gelten für mehrere Bedarfsgruppen innerhalb eines Gliederungspunktes des Pflegeprozesses.

4. Berücksichtigung der Beurteilungsmerkmale aus der »Internationalen Klassifikation der Funktionsfähigkeit, Behinderung und Gesundheit« (ICF)

Tab. II.3.1: Kodierungsskala der ICF

		Synonyme	Ausmaß der Schädigung
0	Problem nicht vorhanden	ohne, keine, unerheblich	0–4 %
1	Problem leicht ausgeprägt	schwach, gering	5–24 %
2	Problem mäßig ausgeprägt	mittel, mäßig	25–49 %
3	Problem erheblich ausgeprägt	hoch, äußerst	50–95 %
4	Problem voll ausgeprägt	komplett, total	96–100 %

Die Abstufung der Probleme zwischen den einzelnen Bedarfsgruppen folgt der ICF-spezifischen Gliederungssystematik. Jeder einzelne Begriffskomplex ist spezifisch nummeriert. Folgende Systematik wurde dafür entwickelt:*

- S(p) x = Strukturen personell
- S(m) x = Strukturen materiell
- R x = Ressourcen
- Z x = Ziele
- M x = Maßnahmen
- E x = Ergebnisse
- BG1 = Bedarfsgruppe 1
- BG2 = Bedarfsgruppe 2
- BG3 = Bedarfsgruppe 3
- BG4 = Bedarfsgruppe 4

*Anmerkung: x steht in dieser Aufzählung für die Nummerierung der einzelnen Begriffskomplexe.

In jedem Musterpflegestandard ...

- beginnt die Nummerierung pro Gliederungspunkt des Pflegeprozesses mit der Ziffer »1«, setzt sich in der ersten Bedarfsgruppenspalte nach unten fort, um in der nächsten Bedarfsgruppenspalte wiederum oben beginnend die Aufzählung weiterzuführen usw.
- tragen inhaltlich gleichbedeutende Begriffskomplexe, die jedoch unterschiedlichen Bedarfsgruppen zugehörig sind, dieselbe Ziffer. Sie sind unterscheidbar durch den Zusatz (BG x).
- entspricht die Anordnung der Begriffskomplexe im Gliederungspunkt »Ziele« des Pflegeprozesses der Anordnung der Begriffskomplexe im Gliederungspunkt »Ergebnisse« des Pflegeprozesses.

Die Anordnung der Begriffskomplexe in den einzelnen Gliederungspunkten des Pflegeprozesses ist musterpflegestandardübergreifend gleich.

Über diese Systematik ist jeder einzelne Begriffskomplex eineindeutig mittels eines Kürzels darstellbar. Somit ist eine Dokumentation unter Angabe dieser Kürzel möglich. Dies gilt unabhängig davon, ob die Pflegedokumentation klassisch auf Papier oder bereits digitalisiert stattfindet.

Zusammenfassung

Entstanden sind pro Handlungs- und Pflegeschwerpunkt je ein ATP-G-Musterpflegestandard. Es gibt also insgesamt 7 Musterpflegestandards, konkret zu den Themen

- Beziehungsarbeit
- Bewegung
- Körperpflege
- Kleiden
- Nahrungsaufnahme ohne Kau- und/oder Schluckstörung
- Nahrungsaufnahme mit Kau- und/oder Schluckstörung
- Ausscheidung

Danksagung

Mein besonderer Dank gilt an dieser Stelle den Personen, die bei der Erstellung der Musterpflegestandards in 2016/2017 mitgewirkt haben:

- Marie-Theres van Almsick (Datteln) und Sabine Nanni (Lüdinghausen), Nordrhein-Westfalen
- Daniel Centgraf (Hamburg)
- Sabine Martin (Köln)
- Katharina Schuhmann, geb. Rauschenbach (Zwenkau, Sachsen)
- Uta Weirauch (Berlin)
- Anke Wittrich und Carsten Klein (Berlin)

Wir haben uns in zwei Sitzungen über die Aufgabe, den Weg zur Erfüllung derselben und Strukturvorgaben verständigt. Danach wurden von jedem Einzelnen der Praktiker zu je einem Thema Entwürfe angefertigt. Diese wurden dann wiederum mehrmals in der Gruppe diskutiert, überarbeitet und inhaltlich vollendet. Schlussendlich erfolgten der Abgleich und die Angleichung der verwendeten Begriffe, die Anordnung der Begriffskomplexe und die Erarbeitung der Systematisierung.

Carsten Klein begleitete unsere Arbeitsgruppe juristisch und organisatorisch, Anke Wittrich stand uns mit Ihrem medizinischen und verbandspolitischen Know-how stets zur Seite.

Herzlichen Dank an alle!

Andrea Kuphal im September 2020

Literatur

Bartels, Friedhilde, Aktivierend-therapeutische Pflege in der Geriatrie Band 2: Praktische Umsetzung, Kohlhammer, S. 16

Mahnken, Nele: ICF-Umsetzung leicht gemacht Für die tägliche Praxis, Buchner, S. 28

4 Musterpflegestandards

4.1 Beziehungsarbeit

Tab. II.4.1: Beziehungsarbeit – *Strukturen*

	Bedarfsgruppe 1	Bedarfsgruppe 2	Bedarfsgruppe 3	Bedarfsgruppe 4
Personell	S(p) 1 (BG1) mind. 1-jährige pflegerische Ausbildung, wenn fachlicher Kenntnisstand ausreichend ist	S(p) 1 (BG2) mind. 1-jährige pflegerische Ausbildung mit mind. 1-jähriger Berufserfahrung in der Geriatrie, wenn fachlicher Kenntnisstand gesichert ist	S(p) 1 (BG3) mind. 3-jährige pflegerische Ausbildung mit für diesen Bereich erforderlichen Kenntnissen	S(p) 1 (BG4) mind. 3-jährige pflegerische Ausbildung mit für diesen Bereich erforderlichen Kenntnissen
	S(p) 2 (BG1) weniger qualifizierte Pflegepersonen mit Anleitung oder reflektierendem Nachgespräch	S(p) 2 (BG2) weniger qualifizierte Pflegepersonen mit Anleitung oder reflektierendem Nachgespräch	S(p) 2 (BG3) weniger qualifizierte Pflegepersonen nach Anleitung und reflektierendem Nachgespräch	S(p) 2 (BG4) weniger qualifizierte Pflegepersonen nach Anleitung und reflektierendem Nachgespräch
	S(p) 3 (BG1) Schülerin/Auszubildende der Pflegeberufe bzw. Studierende, wenn fachlicher Kenntnisstand ausreichend ist	S(p) 3 (BG2) Schülerin/Auszubildende der Pflegeberufe bzw. Studierende mit gesichertem fachlichen Kenntnisstand	S(p) 3 (BG3) Schülerin/Auszubildende der Pflegeberufe bzw. Studierende mit gesichertem fachlichen Kenntnisstand nach Anleitung mit reflektierendem Nachgespräch	S(p) 3 (BG4) Schülerin/Auszubildende der Pflegeberufe bzw. Studierende mit gesichertem fachlichen Kenntnisstand nach Anleitung mit reflektierendem Nachgespräch
	S(p) 4 (BG1) Einbeziehung aller Mitglieder des geriatrischen Teams inkl. Praktikanten, Hospitanten und anderer Personen, die rund um den Patienten tätig sind	S(p) 4 (BG2) Einbeziehung aller Mitglieder des geriatrischen Teams inkl. Praktikanten, Hospitanten und anderer Personen, die rund um den Patienten tätig sind	S(p) 4 (BG3) Einbeziehung aller Mitglieder des geriatrischen Teams inkl. Praktikanten, Hospitanten und anderer Personen, die rund um den Patienten tätig sind	S(p) 4 (BG4) Einbeziehung aller Mitglieder des geriatrischen Teams inkl. Praktikanten, Hospitanten und anderer Personen, die rund um den Patienten tätig sind
	S(p) 5 (BG1) ggf. Dolmetscherdienste	S(p) 5 (BG2) ggf. Dolmetscherdienste	S(p) 5 (BG3) ggf. Dolmetscherdienste	S(p) 5 (BG4) ggf. Dolmetscherdienste
	S(p) 6 (BG1) ggf. Einbeziehung von Angehörigen	S(p) 6 (BG2) ggf. Einbeziehung von Angehörigen	S(p) 6 (BG3) ggf. Einbeziehung von Angehörigen	S(p) 6 (BG4) ggf. Einbeziehung von Angehörigen

Tab. II.4.1: Beziehungsarbeit – *Strukturen* – Fortsetzung

	Bedarfsgruppe 1	Bedarfsgruppe 2	Bedarfsgruppe 3	Bedarfsgruppe 4
Materiell	• S(m) 1 Screening- und ggf. Assessmentinstrumente nach Hausstandard • S(m) 2 ggf. haus- und themenspezifische Pflegestandards • S(m) 3 Pflegeanamnese und ggf. Biographiebogen • S(m) 4 persönliche Hilfsmittel, beispielsweise Seh-, Hörhilfen, Zahnprothesen • S(m) 5 geeignete Hilfsmittel, beispielsweise Übersetzungshilfen, Piktogramme, verschiedensprachige Informationsbroschüren • S(m) 6 Hilfsmaterialien zur Aktivierung, z. B. Fotos, räumliche jahreszeitliche Gestaltung, Gesprächsaufhänger			

Tab. II.4.2: Beziehungsarbeit – *Prozesse*

Alle Bedarfsgruppen	Bedarfsgruppe 1	Bedarfsgruppe 2	Bedarfsgruppe 3	Bedarfsgruppe 4
Ressourcen Ressourcen des Patienten werden adäquat eingesetzt, u. a.: • R 1 Sprach- und/oder Sprechfähigkeit • R 2 Hörfähigkeit • R 3 Sehfähigkeit • R 4 haptische Sinnesfähigkeit • R 5 Mimik • R 6 Gestik • R 7 kognitiver Status • R 8 Hilfsmittel • R 9 Kenntnisse, Fähigkeiten, Fertigkeiten aus Beratungen und/oder Anleitungen und/oder Schulungen				
Problem Individuelle Kommunikationsfähigkeit ist beeinträchtigt ….	**Problem** …, d. h. einschränkende Faktoren sind schwach vorhanden (ICF: Schädigung leicht ausgeprägt: 5 bis 24 %)	**Problem** …, d. h. einschränkende Faktoren sind mit mittlerem Schweregrad vorhanden (ICF: Schädigung mäßig ausgeprägt: 25 bis 49 %)	**Problem** …, d. h. einschränkende Faktoren sind erheblich vorhanden (ICF: Schädigung erheblich ausgeprägt: 50 bis 95 %)	**Problem** …, d. h. einschränkende Faktoren sind höchstgradig vorhanden (ICF: Schädigung voll ausgeprägt: 96 bis 100 %)

Tab. II.4.2: Beziehungsarbeit – Prozesse – Fortsetzung

Alle Bedarfsgruppen	Bedarfsgruppe 1	Bedarfsgruppe 2	Bedarfsgruppe 3	Bedarfsgruppe 4
Ziele			**Ziele**	**Ziele**
• Z 1 Aufbau einer individuellen, tragfähigen, professionellen Beziehung, die es dem Patienten ermöglicht, selbstbestimmt und für alle Beteiligten im gegenseitigen Respekt zu kommunizieren, seine Ressourcen zu erkennen, zu aktivieren, zu nutzen und zu erhalten • Z 2 Die professionelle Beziehung zum Patienten ist so zu gestalten, dass Handlungsabläufe der ATP-G patientenindividuell umgesetzt werden können			• Z 3 (BG3) Patient kann trotz individueller Einschränkungen Sprach-, Sprech-, Hör-, Seh- und/oder Sinnesfähigkeiten nutzen • Z 4 (BG3) Patient kann Mimik und Gestik, ggf. eingeschränkt, einsetzen und verstehen	• Z 3 (BG4) Patient kann trotz individueller Einschränkungen Sprach-, Sprech-, Hör-, Seh- und/oder Sinnesfähigkeit nutzen • Z 4 (BG4) Patient kann Mimik und Gestik, ggf. eingeschränkt, einsetzen und verstehen
Maßnahmen	**Maßnahmen**	**Maßnahmen**	**Maßnahmen**	**Maßnahmen**
• M 1 Patienten unter Berücksichtigung der emotionalen, körperlichen und sozialen Situation begleiten • M 2 Empathische Grundhaltung als Grundlage jeder Beziehungsgestaltung nutzen	• M 10 (BG1) Patient bei der Bewältigung der stationären Aufnahme unterstützen • M 11 (BG1) Teilhabe an gemeinschaftlichen Aktivitäten ermöglichen • M 12 (BG1) auf Wunsch des	• M 10 (BG2) Patient bei der Bewältigung der stationären Aufnahme unterstützen • M 11 (BG2) Teilhabe an gemeinschaftlichen Aktivitäten ermöglichen • M 12 (BG2) auf Wunsch des	• M 10 (BG3) Patientenwirklichkeit zur Erfassung der derzeitigen Lebensperspektive übernehmen und direkt bei der Bewältigung der stationären Aufnahme unterstützen	• M 10 (BG4) Patientenwirklichkeit zur Erfassung der derzeitigen Lebensperspektive übernehmen und direkt bei der Bewältigung der stationären Aufnahme unterstützen • M 11 (BG4) Integration in Gemeinschaft anbieten und durch individuelle Unterstützung ermöglichen

Tab. II.4.2: Beziehungsarbeit – Prozesse – Fortsetzung

Alle Bedarfsgruppen	Bedarfsgruppe 1	Bedarfsgruppe 2	Bedarfsgruppe 3	Bedarfsgruppe 4
• M3 Patienten über den Behandlungsverlauf informieren und einbeziehen • M4 Physische und psychische Intimsphäre wahren • M5 Gesprächsbedarf erkennen; mit Aufmerksamkeit und Verständnis reagieren • M6 Offene Fragen stellen • M7 Absprachen einhalten • M8 bedarfsgerechtes Umfeld schaffen • M9 Dokumentation der individuellen, durchgeführten Maßnahmen (zu Beginn Maßnahmen benennen; im Verlauf Veränderungen beschreiben)	Patienten Bezugspersonen einbeziehen	Patienten Bezugspersonen einbeziehen • M 13 (BG2) Sicherheit und Orientierung vermitteln	• M 11 (BG3) Teilhabe an gemeinschaftlichen Aktivitäten anbieten und durch individuelle Unterstützung ermöglichen • M 12 (BG3) Auf Wunsch des Patienten Bezugspersonen einbeziehen sowie diese bei der Kontakt- und Beziehungspflege im Umgang mit dem Patienten unterstützen • M 13 (BG3) Sicherheit und Orientierung vermitteln • M 14 (BG3) Überforderung vermeiden und motivierend auf kleinste Fortschritte reagieren • M 15 (BG3) Beziehungskontinuität soweit möglich herstellen	• M 12 (BG4) Auf Wunsch des Patienten Bezugspersonen einbeziehen sowie diese bei der Kontakt- und Beziehungspflege im Umgang mit dem Patienten unterstützen • M 13 (BG4) Sicherheit und Orientierung vermitteln • M 14 (BG4) Überforderung vermeiden und motivierend auf kleinste Fortschritte reagieren • M 15 (BG4) Beziehungskontinuität soweit möglich herstellen • M 16 (BG4) Stimmungslage wahrnehmen und vorhandene Kommunikationsmöglichkeiten für die Beziehungsgestaltung nutzen

Tab. II.4.3: Beziehungsarbeit – *Ergebnisse*

Alle Bedarfsgruppen	Bedarfsgruppe 1	Bedarfsgruppe 2	Bedarfsgruppe 3	Bedarfsgruppe 4
• E 1 Eine individuelle, tragfähige, professionelle Beziehung ist aufgebaut, die es dem Patienten ermöglicht, selbstbestimmt und für alle Beteiligten im gegenseitigen Respekt zu kommunizieren, seine Ressourcen zu erkennen, zu aktivieren, zu nutzen und zu erhalten. • E 2 Die professionelle Beziehung zum Patienten ist so gestaltet, dass Handlungsabläufe der ATP-G patientenindividuell umgesetzt werden können. • E 3 Patient ist unter Berücksichtigung der emotionalen, körperlichen und sozialen Situation begleitet. • E 4 Patient ist über den Behandlungsverlauf informiert und einbezogen. • E 5 Physische und psychische Intimsphäre ist gewahrt. • E 6 Gesprächsbedarf ist erkannt, mit Aufmerksamkeit und Verständnis reagiert.	• E 17 (BG1) Patient ist bei der Bewältigung der stationären Aufnahme unterstützt. • E 18 (BG1) Teilhabe an gemeinschaftlichen Aktivitäten ist ermöglicht. • E 19 (BG1) Patient fühlt sich selbstbestimmt und sicher.	• E 17 (BG2) Patient ist bei der Bewältigung der stationären Aufnahme unterstützt. • E 18 (BG2) Teilhabe an gemeinschaftlichen Aktivitäten ist ermöglicht. • E 19 (BG2) Patient fühlt sich selbstbestimmt, sicher und orientiert.	• E 17 (BG3) Patient hat derzeitige Lebensperspektive erfasst und ist bei der Bewältigung der stationären Aufnahme unterstützt. • E 18 (BG3) Teilhabe an gemeinschaftlichen Aktivitäten ist ermöglicht. • E 19 (BG3) Patient fühlt sich selbstbestimmt, sicher und orientiert. • E 20 (BG3) Überforderung ist vermieden, auf kleinste Fortschritte wird positiv reagiert.	• E 17 (BG4) Patient hat derzeitige Lebensperspektive erfasst und ist bei der Bewältigung der stationären Aufnahme unterstützt. • E 18 (BG4) Teilhabe am Gemeinschaftsleben ist ermöglicht. • E 19 (BG4) Patient fühlt sich selbstbestimmt, sicher und orientiert. • E 20 (BG4) Überforderung ist vermieden, auf kleinste Fortschritte wird positiv reagiert. • E 21 (BG4) Stimmungslage ist wahrgenommen und Kommunikationsmöglichkeiten für die Beziehungsgestaltung sind genutzt.

Tab. II.4.3: Beziehungsarbeit – *Ergebnisse* – Fortsetzung

Alle Bedarfsgruppen	Bedarfsgruppe 1	Bedarfsgruppe 2	Bedarfsgruppe 3	Bedarfsgruppe 4
• E 7 Absprachen sind eingehalten. • E 8 Bedarfsgerechtes Umfeld ist geschaffen. • E 9 Patient ist angstfrei. • E 10 Patient fühlt sich wahrgenommen und wertgeschätzt. • E 11 Patient ist zur Mitarbeit motiviert. • E 12 Patient ist sich seiner kommunikativen Fähigkeiten/Ressourcen bewusst und ist motiviert diese situationsgerecht zur selbstständigen Kommunikation einzusetzen. • E 13 Persönliche Hilfsmittel sind vorhanden und Umgang ist gesichert. • E 14 Bezugspersonen sind auf Wunsch des Patienten einbezogen. • E 15 Dokumentation ist nachvollziehbar und vollständig. • E 16 Alle an der Versorgung Beteiligten erhalten die notwendigen Informationen.				

4.2 Bewegen

Tab. II.4.4: Bewegen – *Strukturen*

	Bedarfsgruppe 1	Bedarfsgruppe 2	Bedarfsgruppe 3	Bedarfsgruppe 4
Personell	S(p) 1 (BG1) mind. 1-jährige pflegerische Ausbildung, wenn fachlicher Kenntnisstand ausreichend ist	S(p) 1 (BG2) mind. 1-jährige pflegerische Ausbildung mit mind. 1-jähriger Berufserfahrung in der Geriatrie, wenn fachlicher Kenntnisstand gesichert ist	S(p) 1 (BG3) 3-jährige pflegerische Ausbildung mit für diese Bedarfsgruppe erforderlichen Kenntnissen	S(p) 1 (BG4) 3-jährige pflegerische Ausbildung mit für diese Bedarfsgruppe erforderlichen Kenntnissen
	S(p) 2 (BG1) weniger qualifizierte Pflegepersonen im Rahmen der Mitwirkung bzw. nach Anleitung	S(p) 2 (BG2) weniger qualifizierte Pflegepersonen im Rahmen der Mitwirkung bzw. nach Anleitung	S(p) 2 (BG3) weniger qualifizierte Pflegepersonen nur im Rahmen der Mitwirkung bzw. nach Anleitung	S(p) 2 (BG4) weniger qualifizierte Pflegepersonen nur im Rahmen der Mitwirkung bzw. nach Anleitung
	S(p) 3 (BG1) Schülerin/Auszubildende der Pflegeberufe bzw. Studierende, wenn fachlicher Kenntnisstand ausreichend ist	S(p) 3 (BG2) Schülerin/Auszubildende der Pflegeberufe bzw. Studierende mit gesichertem fachlichen Kenntnisstand, im Erstkontakt nur als mitwirkende Person bei der Versorgung durch eine mind. 3-jährig ausgebildete Pflegende mit für diese Bedarfsgruppe erforderlichen Kenntnissen	S(p) 3 (BG3) Schülerin/Auszubildende der Pflegeberufe bzw. Studierende mit gesichertem fachlichen Kenntnisstand nur im Rahmen der Mitwirkung, im Erstkontakt nur als mitwirkende Person bei der Versorgung durch eine mind. 3-jährig ausgebildete Pflegende mit für diese Bedarfsgruppe erforderlichen Kenntnissen	S(p) 3 (BG4) Schülerin/Auszubildende der Pflegeberufe bzw. Studierende mit gesichertem fachlichen Kenntnisstand nur im Rahmen der Mitwirkung, im Erstkontakt nur als mitwirkende Person bei der Versorgung durch eine mind. 3-jährig ausgebildete Pflegende mit für diese Bedarfsgruppe erforderlichen Kenntnissen
	S(p) 4 (BG1) ggf. Einbeziehung von Physio- und/oder Ergotherapeuten	S(p) 4 (BG2) ggf. Einbeziehung von Physio- und/oder Ergotherapeuten	S(p) 4 (BG3) ggf. Einbeziehung von Physio- und/oder Ergotherapeuten	S(p) 4 (BG4) ggf. Einbeziehung von Physio- und/oder Ergotherapeuten
			S(p) 5 (BG3) ggf. Tätigwerden von zwei Personen erforderlich, dabei muss	S(p) 5 (BG4) ggf. Tätigwerden von zwei Personen erforderlich, dabei muss

Teil II Pflegestandards

Tab. II.4.4: Bewegen – *Strukturen* – Fortsetzung

	Bedarfsgruppe 1	Bedarfsgruppe 2	Bedarfsgruppe 3	Bedarfsgruppe 4
Materiell	• S(m) 1 Screening- und ggf. Assessmentinstrumente nach Hausstandard • S(m) 2 ggf. haus- und themenspezifische Pflegestandards • S(m) 3 geeignete Hilfsmittel, beispielsweise nach ATP-G-Katalog • S(m) 4 mobilitätsförderliches Patienteneigentum, insbesondere trittsicheres Schuhwerk, Tageskleidung usw. • S(m) 5 mobilitätsförderliche Umgebungsgestaltung, insbesondere angemessene Beleuchtung, Haltegriffe, rutschhemmende Fußbodengestaltung usw.		mind. eine Person die Anforderungen nach S(p) 1 (BG3) erfüllen	mind. eine Person die Anforderungen nach S(p) 1 (BG4) erfüllen

Tab. II.4.5: Bewegen – *Prozesse*

Alle Bedarfsgruppen	Bedarfsgruppe 1	Bedarfsgruppe 2	Bedarfsgruppe 3	Bedarfsgruppe 4

Ressourcen
Ressourcen des Patienten werden adäquat eingesetzt, u. a.:
• R 1 sicherer Sitz
• R 2 Schmerzfreiheit
• R 3 kognitiver Status
• R 4 Hilfsmittel
• R 5 Kenntnisse, Fähigkeiten, Fertigkeiten aus Beratungen und/oder Anleitungen und/oder Schulungen
	Ressourcen
	Ressourcen des Patienten werden adäquat eingesetzt, u. a.:
	• R 6 (BG1) selbstständiger Lagewechsel in liegender Position
	• R 7 (BG1) selbstständiger Transfer
	  – R 7 (BG1) a) in die Sitzposition
	  – R 7 (BG1) b) in den Stand
	• R 8 (BG1) sicherer Sitz
	• R 9 (BG1) sicherer Stand
	• R 10 (BG1) selbstständige Fortbewegung
	  – R 10 (BG1) a) im Zimmer
		Ressourcen
		Ressourcen des Patienten werden adäquat eingesetzt, u. a.:
		• R 6 (BG2) selbstständiger Lagewechsel in liegender Position
		• R 7 (BG2) selbstständiger Transfer
		  – R 7 (BG2) a) in die Sitzposition
		  – R 7 (BG2) b) in den Stand
		• R 8 (BG2) sicherer Sitz
		• R 9 (BG2) sicherer Stand
		• R 10 (BG2) selbstständige Fortbewegung
		  – R 10 (BG2) a) im Zimmer
			Ressourcen
			Ressourcen des Patienten werden adäquat eingesetzt, u. a.:
			• R 6 (BG3) Lagewechsel in liegender Position
			• R 7 (BG3) Transfer
			  – R 7 (BG3) a) in die Sitzposition
			  – R 7 (BG3) b) in den Stand
			• R 8 (BG3) ggf. unterstützter Sitz
			• R 9 (BG3) ggf. unterstützter Stand
			• R 10 (BG3) Fortbewegung
			  – R 10 (BG3) a) im Zimmer
				Ressourcen
				Ressourcen des Patienten werden adäquat eingesetzt, u. a.:
				• R 6 (BG4) Lagewechsel in liegender Position
				• R 7 (BG4) Transfer
				  – R 7 (BG4) a) in die Sitzposition
				  – R 7 (BG4) b) in den Stand
				• R 8 (BG4) unterstützter Sitz
				• R 11 (BG4) Mobilität auf Bettebene

Tab. II.4.5: Bewegen – *Prozesse* – Fortsetzung

Alle Bedarfsgruppen	Bedarfsgruppe 1	Bedarfsgruppe 2	Bedarfsgruppe 3	Bedarfsgruppe 4
	– R 10 (BG1) b) auf Stationsebene – R 10 (BG1) c) außerhalb der Station – R 10 (BG1) d) im Außengelände • R 11 (BG1) selbstständiges Treppensteigen	– R 10 (BG2) b) auf Stationsebene – R 10 (BG2) c) außerhalb der Station – R 10 (BG2) d) im Außengelände • R 11 (BG2) selbstständiges Treppensteigen	– R 10 (BG3) b) auf Stationsebene • R 11 (BG3) Mobilität auf Bett- und/oder Rollstuhlebene	– R 10 (BG3) b) auf Stationsebene
Problem Individuelle Bewegungsfreiheit ist beeinträchtigt	**Problem** …, d. h. einschränkende Faktoren sind schwach vorhanden (ICF: Schädigung leicht ausgeprägt: 5 bis 24 %)	**Problem** …, d. h. einschränkende Faktoren sind mit mittlerem Schweregrad vorhanden (ICF: Schädigung mäßig ausgeprägt: 25 bis 49 %)	**Problem** …, d. h. einschränkende Faktoren sind erheblich vorhanden (ICF: Schädigung erheblich ausgeprägt: 50 bis 95 %)	**Problem** …, d. h. einschränkende Faktoren sind höchstgradig vorhanden (ICF: Schädigung voll ausgeprägt: 96 bis 100 %)
Ziele • Z 1 Patient setzt eigene Ziele bezüglich Mobilität um • Z 2 Individuelle Bewegungsfähigkeit des Patienten ist entsprechend der individuellen Anforderungen der Häuslichkeit und des Wohnumfeldes gefördert, erhalten bzw. wiederhergestellt unter Nutzung von eigenen Ressourcen, Hilfsmitteln und/oder personeller Unterstützung • Z 3 Patient ist motiviert • Z 4 Schmerzfreiheit			**Ziele** • Z 6 (BG3) Eigene Ressourcen, wie z. B. eigenständige Mobilität auf Bett- und/oder (Roll-)Stuhlebene werden erhalten und gefördert • Z 7 (BG3) Bedeutung der Notwendigkeit regelmäßiger Positionswechsel kann teilweise erinnert und/oder verstanden werden • Z 8 (BG3) Akzeptanz der Maßnahmen seitens des Betroffenen	**Ziele** • Z 6 (BG4) Eigene Ressourcen, wie z. B. Mobilität auf Bettebene, werden erhalten und gefördert • Z 7 (BG4) Bedeutung der Notwendigkeit regelmäßiger Positionswechsel kann teilweise erinnert und/oder verstanden werden • Z 8 (BG4) Akzeptanz der Maßnahmen seitens des Betroffenen

Tab. II.4.5: Bewegen – Prozesse – Fortsetzung

Alle Bedarfsgruppen	Bedarfsgruppe 1	Bedarfsgruppe 2	Bedarfsgruppe 3	Bedarfsgruppe 4
• Z 5 Sturz-, Dekubitus- und Kontrakturrisiko sind reduziert				
Maßnahmen	**Maßnahmen**	**Maßnahmen**	**Maßnahmen**	**Maßnahmen**
• M 1 Der spezifische Bedarf des Patienten bezüglich Mobilität wird ermittelt • M 2 Patient nutzt Hilfsmittel zur Mobilität und allgemeiner Art (z. B. Patientenruf) situationsgerecht • M 3 Patient wird über die veränderte Situation beim Bewegen informiert und bedarfsgerecht beraten • M 4 Suffizientes Schmerzmanagement • M 5 Auf Wunsch des Patienten Bezugspersonen einbeziehen • M 6 Dokumentation der individuellen, durchgeführten Maßnahmen benennen (zu Beginn Maßnahmen benennen; im Verlauf Veränderungen beschreiben)	• M 7 (BG1) Selbstständige Mobilität inkl. Vor- und Nachbereitung wird gezielt trainiert, ggf. unter Anleitung und entsprechend häuslicher Gegebenheiten/Gewohnheiten • M 8 (BG1) Patient wird zur selbstständigen Bewegung motiviert und unterstützend geschult	• M 7 (BG2) Selbstständige Mobilität inkl. Vor- und Nachbereitung wird gezielt unter Anleitung wiederholt trainiert entsprechend häuslicher Gegebenheiten/Gewohnheiten unter Beachtung der Sturzgefahr • M 8 (BG2) Patient wird zur eigenständigen Bewegung motiviert und unterstützend geschult • M 9 (BG2) Durch gezieltes Führen/Fazilitation werden die vorhandenen Ressourcen stimuliert	• M 7 (BG3) Mobilität inkl. Vor- und Nachbereitung wird gezielt unter Anleitung angebahnt und/oder wiederholt trainiert entsprechend individueller Anforderungen des unmittelbaren und näheren Lebensumfeldes • M 8 (BG3) Patient wird zur eigenständigen Bewegung motiviert und unterstützend geschult • M 9 (BG3) Durch gezieltes Führen/Fazilitation werden die vorhandenen Ressourcen stimuliert	• M 7 (BG4) Mobilität inkl. Vor- und Nachbereitung wird gezielt angebahnt bzw. professionell unterstützt (Abläufe werden mehrmals Schritt für Schritt durch Führung erlernt) und durch Betroffene mehr oder weniger aktiv unterstützt entsprechend individueller Anforderungen des unmittelbaren und näheren Lebensumfeldes • M 8 (BG4) Patient wird zur Bewegung motiviert • M 9 (BG4) Durch wiederholtes Anleiten (Schritt für Schritt) und gezieltes Führen/Fazilitation werden die Maßnahmen für Patient plan- bzw. handhabbar, individuelle Ressourcen werden abgerufen und bewusst stimuliert

Tab. II.4.6: Bewegen – *Ergebnisse*

Alle Bedarfsgruppen	Bedarfsgruppe 1	Bedarfsgruppe 2	Bedarfsgruppe 3	Bedarfsgruppe 4
• E 1 Patient setzt eigene Ziele bezüglich Mobilität um. • E 2 Schmerzfreiheit • E 3 Sturz-, Dekubitus- und Kontrakturrisiko sind reduziert. • E 4 Der spezifische Bedarf des Patienten bezüglich Mobilität ist ermittelt. • E 5 Patient nutzt Hilfsmittel zur Mobilisation situationsgerecht und sicher. • E 6 Patient ist über die veränderte Situation bei der Mobilität informiert und bedarfsgerecht beraten. Risiken drohender Mobilitätsverschlechterung sind bekannt. • E 7 Bezugspersonen sind auf Wunsch des Patienten einbezogen. • E 8 Dokumentation ist nachvollziehbar und vollständig. • E 9 Alle an der Versorgung Beteiligten erhalten die notwendigen Informationen.	• E 10 (BG1) Individuelle Bewegungsfähigkeit des Patienten ist entsprechend der individuellen Anforderungen der Häuslichkeit und des Wohnumfeldes gefördert, erhalten bzw. wiederhergestellt unter Nutzung von eigenen Ressourcen, Hilfsmitteln oder personeller Unterstützung. • E 11 (BG1) Selbstständige Mobilität inkl. Vor- und Nachbereitung ist gezielt trainiert entsprechend häuslicher Gegebenheiten/Gewohnheiten. • E 12 (BG1) Patient ist zur eigenständigen Bewegung motiviert und unterstützend geschult. • E 13 (BG1) Strategien zur eigenständigen Bewältigung mobilitätseinschränkender Umweltfaktoren sind erlernt und werden sicher umgesetzt.	• E 10 (BG2) Individuelle Bewegungsfähigkeit des Patienten ist entsprechend der individuellen Anforderungen der Häuslichkeit und des Wohnumfeldes gefördert, erhalten bzw. wiederhergestellt unter Nutzung von eigenen Ressourcen, Hilfsmitteln oder personeller Unterstützung. • E 11 (BG2) Selbstständige Mobilität inkl. Vor- und Nachbereitung ist gezielt trainiert entsprechend häuslicher Gegebenheiten/Gewohnheiten. • E 12 (BG2) Patient ist zur eigenständigen Bewegung motiviert und unterstützend geschult. • E 13 (BG2) Strategien zur eigenständigen Bewältigung mobilitätseinschränkender Umweltfaktoren sind erlernt und werden sicher umgesetzt. • E 14 (BG2) Patient ist sich seiner Fähigkeiten/Ressourcen bewusst und kann diese	• E 10 (BG3) Individuelle Bewegungsfähigkeit des Patienten ist entsprechend der individuellen Anforderungen der Häuslichkeit und des Wohnumfeldes gefördert bzw. wiederhergestellt unter Nutzung von eigenen Ressourcen, Hilfsmitteln oder personeller Unterstützung. • E 11 (BG3) Mobilität inkl. Vor- und Nachbereitung ist gezielt trainiert entsprechend häuslicher Gegebenheiten/Gewohnheiten. • E 12 (BG3) Patient ist zur eigenständigen Bewegung motiviert und unterstützend geschult. • E 13 (BG3) Strategien zur eigenständigen Bewältigung mobilitätseinschränkender Umweltfaktoren sind erlernt und werden sicher umgesetzt. • E 14 (BG3) Patient ist sich seiner Fähigkeiten/Ressourcen bewusst und kann diese situationsgerecht zur	• E 10 (BG4) Individuelle Bewegungsfähigkeit des Patienten ist entsprechend der individuellen Anforderungen der Häuslichkeit und des Wohnumfeldes gefördert unter Nutzung von eigenen Ressourcen, Hilfsmitteln oder personeller Unterstützung. • E 11 (BG4) Mobilität inkl. Vor- und Nachbereitung ist gezielt trainiert entsprechend häuslicher Gegebenheiten/Gewohnheiten. • E 12 (BG4) Patient ist zur Bewegung motiviert und unterstützend geschult. • E 13 (BG4) Strategien zur eigenständigen Bewältigung mobilitätseinschränkender Umweltfaktoren sind erlernt und werden umgesetzt. • E 14 (BG4) Patient ist sich seiner Fähigkeiten/Ressourcen bewusst und kann diese situationsgerecht zur Mobilität einsetzen und weiterentwickeln. • E 15 (BG4) Patient fühlt sich bei Transfers mit professioneller Unterstützung sicher und ist motiviert und akzeptiert diese.

Tab. II.4.6: Bewegen – *Ergebnisse* – Fortsetzung

Alle Bedarfsgruppen	Bedarfsgruppe 1	Bedarfsgruppe 2	Bedarfsgruppe 3	Bedarfsgruppe 4
		situationsgerecht zur selbstständigen Mobilität einsetzen und weiterentwickeln.	selbstständigen Mobilität einsetzen und weiterentwickeln. • E 15 (BG3) Patient fühlt sich bei Transfers mit professioneller Unterstützung sicher und ist motiviert.	

4.3 Körperpflege

Tab. II.4.7: Körperpflege – *Strukturen*

	Bedarfsgruppe 1	Bedarfsgruppe 2	Bedarfsgruppe 3	Bedarfsgruppe 4
Personell	S(p) 1 (BG1) mind. 1-jährige pflegerische Ausbildung, wenn fachlicher Kenntnisstand ausreichend ist	S(p) 1 (BG2) mind. 1-jährige pflegerische Ausbildung mit mind. 1-jähriger Berufserfahrung in der Geriatrie, wenn fachlicher Kenntnisstand gesichert ist	S(p) 1 (BG3) 3-jährige pflegerische Ausbildung mit für diese Bedarfsgruppe erforderlichen Kenntnissen	S(p) 1 (BG4) 3-jährige pflegerische Ausbildung mit für diese Bedarfsgruppe erforderlichen Kenntnissen
	S(p) 2 (BG1) weniger qualifizierte Pflegepersonen im Rahmen der Mitwirkung bzw. nach Anleitung	S(p) 2 (BG2) weniger qualifizierte Pflegepersonen im Rahmen der Mitwirkung bzw. nach Anleitung	S(p) 2 (BG3) weniger qualifizierte Pflegepersonen im Rahmen der Mitwirkung bzw. nach Anleitung	S(p) 2 (BG4) weniger qualifizierte Pflegepersonen im Rahmen der Mitwirkung bzw. nach Anleitung
	S(p) 3 (BG1) Schülerin/Auszubildende der Pflegeberufe bzw. Studierende, wenn	S(p) 3 (BG2) Schülerin/Auszubildende der Pflegeberufe bzw. Studierende mit	S(p) 3 (BG3) Schülerin/Auszubildende der Pflegeberufe bzw. Studierende mit	S(p) 3 (BG4) Schülerin/Auszubildende der Pflegeberufe bzw. Studierende mit

4 Musterpflegestandards

Tab. II.4.7: Körperpflege – *Strukturen* – Fortsetzung

	Bedarfsgruppe 1	Bedarfsgruppe 2	Bedarfsgruppe 3	Bedarfsgruppe 4
	fachlicher Kenntnisstand ausreichend ist	gesichertem fachlichen Kenntnisstand, im Erstkontakt nur als mitwirkende Person bei der Versorgung durch eine mind. 3-jährig ausgebildete Pflegende	gesichertem fachlichen Kenntnisstand, im Erstkontakt nur als mitwirkende Person bei der Versorgung durch eine mind. 3-jährig ausgebildete Pflegende mit für diese Bedarfsgruppe erforderlichen Kenntnissen	gesichertem fachlichen Kenntnisstand, im Erstkontakt nur als mitwirkende Person bei der Versorgung durch eine mind. 3-jährig ausgebildete Pflegende mit für diese Bedarfsgruppe erforderlichen Kenntnissen
	S(p) 4 (BG1) ggf. Einbeziehung von Ergotherapeuten	S(p) 4 (BG2) ggf. Einbeziehung von Ergotherapeuten	S(p) 4 (BG3) ggf. Einbeziehung von Ergotherapeuten	S(p) 4 (BG4) ggf. Einbeziehung von Ergotherapeuten
Materiell	• S(m) 1 Screening- und ggf. Assessmentinstrumente nach Hausstandard • S(m) 2 haus- und themenspezifische Pflegestandards • S(m) 3 geeignete Hilfsmittel nach ATP-G-Katalog			

Tab. II.4.8: Körperpflege – *Prozesse*

Alle Bedarfsgruppen	Bedarfsgruppe 1	Bedarfsgruppe 2	Bedarfsgruppe 3	Bedarfsgruppe 4
Ressourcen Ressourcen des Patienten werden adäquat eingesetzt, u. a.: • R 1 kognitiver Status • R 2 Hilfsmittel • R 3 Kenntnisse, Fähigkeiten, Fertigkeiten aus Beratungen und/oder	**Ressourcen** Ressourcen des Patienten werden adäquat eingesetzt, u. a.: • R 4 (BG1) freier Stand während der Körperpflege, ggf. nur geringe Unterstützung und/oder Umgebungsorientierung	**Ressourcen** Ressourcen des Patienten werden adäquat eingesetzt, u. a.: • R 4 (BG2) freier Stand während der Körperpflege, ggf. Unterstützung und/oder Umgebungsorientierung	**Ressourcen** Ressourcen des Patienten werden adäquat eingesetzt, u. a.: • R 4 (BG3) Stand oder stabiler Sitz im/auf Bett/Bettkante/Stuhl oder Rollstuhl während der Körperpflege, ggf. Unterstützung und/oder	**Ressourcen** Ressourcen des Patienten werden adäquat eingesetzt, u. a.: • R 4 (BG4) Sitz im/auf Bett/Bettkante/Stuhl oder Rollstuhl während der Körperpflege, ggf. Unterstützung und/oder

Tab. II.4.8: Körperpflege – *Prozesse* – Fortsetzung

Alle Bedarfsgruppen	Bedarfsgruppe 1	Bedarfsgruppe 2	Bedarfsgruppe 3	Bedarfsgruppe 4
Anleitungen und/oder Schulungen			Umgebungsorientierung	Umgebungsorientierung
Problem Individuelle Selbstversorgungsfähigkeit Körperpflege ist beeinträchtigt	**Problem** ..., d. h. einschränkende Faktoren sind schwach vorhanden (ICF: Schädigung leicht ausgeprägt: 5 bis 24 %)	**Problem** ..., d. h. einschränkende Faktoren sind mit mittlerem Schweregrad vorhanden (ICF: Schädigung mäßig ausgeprägt: 25 bis 49 %)	**Problem** ..., d. h. einschränkende Faktoren sind erheblich vorhanden (ICF: Schädigung erheblich ausgeprägt: 50 bis 95 %)	**Problem** ..., d. h. einschränkende Faktoren sind höchstgradig vorhanden (ICF: Schädigung voll ausgeprägt: 96 bis 100 %)

Ziele

- Z 1 Patient setzt eigene Ziele bezüglich Körperpflege um
- Z 2 individuelle Selbstversorgungsfähigkeit Körperpflege ist gefördert, erhalten bzw. wiederhergestellt unter Nutzung von eigenen Ressourcen, Hilfsmitteln und/oder personeller Unterstützung
- Z 3 Patient ist motiviert
- Z 4 Dekubitus- und Intertrigorisiko sind reduziert.

Maßnahmen	Maßnahmen	Maßnahmen	Maßnahmen	Maßnahmen
• M 1 Der spezifische Bedarf des Patienten bezüglich Körperpflege wird ermittelt • M 2 Patient nutzt Hilfsmittel zur Körperpflege und allgemeiner Art (z. B. Patientenruf) situationsgerecht • M 3 Patient wird über die veränderte Situation bei der Körperpflege informiert und bedarfsgerecht beraten	• M 6 (BG1) Selbstständige Körperpflege inkl. Vor- und Nachbereitung wird gezielt trainiert, ggf. unter Anleitung und entsprechend häuslicher Gegebenheiten/Gewohnheiten • M 7 (BG1) Patient wird zur selbstständigen Körperpflege motiviert und unterstützend geschult	• M 6 (BG2) Selbstständige Körperpflege inkl. Vor- und Nachbereitung wird gezielt unter Anleitung wiederholt trainiert entsprechend häuslicher Gegebenheiten/Gewohnheiten unter Beachtung der Sturzgefahr • M 7 (BG2) Patient wird zur selbstständigen Körperpflege motiviert und unterstützend geschult	• M 6 (BG3) Körperpflege inkl. Vor- und Nachbereitung wird gezielt angebahnt und/oder wiederholt trainiert bzw. professionell unterstützt entsprechend häuslicher Gegebenheiten/Gewohnheiten unter Beachtung der Sturzgefahr • M 7 (BG3) Patient wird zur Körperpflege motiviert und unterstützend geschult	• M 6 (BG4) Körperpflege inkl. Vor- und Nachbereitung wird gezielt angebahnt bzw. professionell unterstützt (Abläufe werden mehrmals Schritt für Schritt durch Führung erlernt) und durch Betroffene mehr oder weniger aktiv unterstützt entsprechend häuslicher Gegebenheiten/Gewohnheiten unter Beachtung der Sturzgefahr

4 Musterpflegestandards

Tab. II.4.8: Körperpflege – *Prozesse* – Fortsetzung

Alle Bedarfsgruppen	Bedarfsgruppe 1	Bedarfsgruppe 2	Bedarfsgruppe 3	Bedarfsgruppe 4
• M 4 Auf Wunsch des Patienten Bezugspersonen einbeziehen • M 5 Dokumentation der individuellen, durchgeführten Maßnahmen (zu Beginn Maßnahmen benennen; im Verlauf Veränderungen beschreiben)		• M 8 (BG2) Bedarfsgerechter Einbezug pflegerischer Konzepte, z. B. Bobath, Kinästhetik, Fazilitation, Basale Stimulation®, Integrative Validation nach Richard® • M 9 (BG2) Durch gezieltes Führen/Fazilitation werden die vorhandenen Ressourcen stimuliert	• M 8 (BG3) Bedarfsgerechter Einbezug pflegerischer Konzepte, z. B. Bobath, Kinästhetik, Fazilitation, Basale Stimulation®, Integrative Validation nach Richard® • M 9 (BG3) Durch gezieltes Führen/Fazilitation werden die vorhandenen Ressourcen stimuliert	• M 7 (BG4) Patient wird zur Körperpflege motiviert und unterstützend geschult • M 8 (BG4) Bedarfsgerechter Einbezug pflegerischer Konzepte, z. B. Bobath, Kinästhetik, Fazilitation, Basale Stimulation®, Integrative Validation nach Richard® • M 9 (BG4) Durch gezieltes Führen/Fazilitation werden die vorhandenen Ressourcen stimuliert, aktiviert, neu oder weiterentwickelt, genutzt und stabilisiert

Tab. II.4.9: Körperpflege – *Ergebnisse*

Alle Bedarfsgruppen	Bedarfsgruppe 1	Bedarfsgruppe 2	Bedarfsgruppe 3	Bedarfsgruppe 4
• E 1 Patient setzt eigene Ziele bezüglich Körperpflege um. • E 2 Dekubitus- und Intertrigorisiko sind reduziert. • E 3 Der spezifische Bedarf des Patienten bezüglich Körperpflege ist ermittelt.	• E 8 (BG1) Individuelle Selbstversorgungsfähigkeit Körperpflege ist gefördert, erhalten bzw. wiederhergestellt unter Nutzung von eigenen Ressourcen, Hilfsmitteln oder personeller Unterstützung. • E 9 (BG1) Selbstständige Körperpflege inkl.	• E 8 (BG2) Individuelle Selbstversorgungsfähigkeit Körperpflege ist gefördert, erhalten bzw. wiederhergestellt unter Nutzung von eigenen Ressourcen, Hilfsmitteln oder personeller Unterstützung. • E 9 (BG2) Selbstständige Körperpflege inkl.	• E 8 (BG3) Individuelle Selbstversorgungsfähigkeit Körperpflege ist gefördert bzw. wiederhergestellt unter Nutzung von eigenen Ressourcen, Hilfsmitteln oder personeller Unterstützung. • E 9 (BG3) Körperpflege inkl. Vor- und	• E 8 (BG4) Individuelle Selbstversorgungsfähigkeit Körperpflege ist gefördert unter Nutzung von eigenen Ressourcen, Hilfsmitteln oder personeller Unterstützung. • E 9 (BG4) Körperpflege inkl. Vor- und Nachbereitung ist gezielt

Teil II Pflegestandards

Tab. II.4.9: Körperpflege – *Ergebnisse* – Fortsetzung

Alle Bedarfsgruppen	Bedarfsgruppe 1	Bedarfsgruppe 2	Bedarfsgruppe 3	Bedarfsgruppe 4
• E 4 Patient ist über die veränderte Situation bei der Körperpflege informiert und bedarfsgerecht beraten. • E 5 Bezugspersonen sind auf Wunsch des Patienten einbezogen. • E 6 Dokumentation ist nachvollziehbar und vollständig. • E 7 Alle an der Versorgung Beteiligten erhalten die notwendigen Informationen.	Vor- und Nachbereitung ist gezielt trainiert entsprechend häuslicher Gegebenheiten/Gewohnheiten. • E 10 (BG1) Patient ist zur selbstständigen (ggf. anteiligen) Körperpflege motiviert und unterstützend geschult. • E 11 (BG1) Patient nutzt Hilfsmittel zur Körperpflege situationsgerecht und sicher.	Vor- und Nachbereitung ist gezielt trainiert entsprechend häuslicher Gegebenheiten/Gewohnheiten. • E 10 (BG2) Patient ist zur selbstständigen (ggf. anteiligen) Körperpflege motiviert und unterstützend geschult. • E 11 (BG2) Patient nutzt Hilfsmittel zur Körperpflege situationsgerecht und sicher.	Nachbereitung ist gezielt trainiert entsprechend häuslicher Gegebenheiten/Gewohnheiten. • E 10 (BG3) Patient ist zur (ggf. anteiligen) Körperpflege motiviert und unterstützend geschult. • E 11 (BG3) Patient nutzt Hilfsmittel zur Körperpflege situationsgerecht und sicher.	trainiert entsprechend häuslicher Gegebenheiten/Gewohnheiten. • E 10 (BG4) Patient ist zur (ggf. anteiligen) Körperpflege motiviert und unterstützend geschult. • E 11 (BG4) Patient nutzt Hilfsmittel zur Körperpflege situationsgerecht.

4.4 Kleiden

Tab. II.4.10: Kleiden – *Strukturen*

	Bedarfsgruppe 1	Bedarfsgruppe 2	Bedarfsgruppe 3	Bedarfsgruppe 4
Personell	S(p) 1 (BG1) mind. 1-jährige pflegerische Ausbildung, wenn fachlicher Kenntnisstand ausreichend ist	S(p) 1 (BG2) mind. 1-jährige pflegerische Ausbildung mit mind. 1-jähriger Berufserfahrung in der Geriatrie, wenn fachlicher Kenntnisstand gesichert ist	S(p) 1 (BG3) 3-jährige pflegerische Ausbildung mit für diese Bedarfsgruppe erforderlichen Kenntnissen	S(p) 1 (BG4) 3-jährige pflegerische Ausbildung mit für diese Bedarfsgruppe erforderlichen Kenntnissen

Tab. II.4.10: Kleiden – *Strukturen* – Fortsetzung

	Bedarfsgruppe 1	Bedarfsgruppe 2	Bedarfsgruppe 3	Bedarfsgruppe 4
	S(p) 2 (BG1) weniger qualifizierte Pflegepersonen im Rahmen der Mitwirkung bzw. nach Anleitung	S(p) 2 (BG2) weniger qualifizierte Pflegepersonen im Rahmen der Mitwirkung bzw. nach Anleitung	S(p) 2 (BG3) weniger qualifizierte Pflegepersonen im Rahmen der Mitwirkung bzw. nach Anleitung	S(p) 2 (BG4) weniger qualifizierte Pflegepersonen im Rahmen der Mitwirkung bzw. nach Anleitung
	S(p) 3 (BG1) Schülerin/Auszubildende der Pflegeberufe bzw. Studierende, wenn fachlicher Kenntnisstand ausreichend ist	S(p) 3 (BG2) Schülerin/Auszubildende der Pflegeberufe bzw. Studierende mit gesichertem fachlichen Kenntnisstand nur als mitwirkende Person bei der Versorgung durch eine mind. 3-jährig ausgebildete Pflegende	S(p) 3 (BG3) Schülerin/Auszubildende der Pflegeberufe bzw. Studierende mit gesichertem fachlichen Kenntnisstand nur als mitwirkende Person bei der Versorgung durch eine mind. 3-jährig ausgebildete Pflegende mit für diese Bedarfsgruppe erforderlichen Kenntnissen	S(p) 3 (BG4) Schülerin/Auszubildende der Pflegeberufe bzw. Studierende mit gesichertem fachlichen Kenntnisstand, im Erstkontakt nur als mitwirkende Person bei der Versorgung durch eine mind. 3-jährig ausgebildete Pflegende mit für diese Bedarfsgruppe erforderlichen Kenntnissen
	S(p) 4 (BG1) ggf. Einbeziehung von Ergotherapeuten	S(p) 4 (BG2) ggf. Einbeziehung von Ergotherapeuten	S(p) 4 (BG3) ggf. Einbeziehung von Ergotherapeuten	S(p) 4 (BG4) ggf. Einbeziehung von Ergotherapeuten
Materiell	• S(m) 1 Screening- und ggf. Assessmentinstrumente nach Hausstandard • S(m) 2 haus- und themenspezifische Pflegestandards • S(m) 3 geeignete Hilfsmittel nach ATP-G-Katalog			

Tab. II.4.11: Kleiden – *Prozesse*

Alle Bedarfsgruppen	Bedarfsgruppe 1	Bedarfsgruppe 2	Bedarfsgruppe 3	Bedarfsgruppe 4
Ressourcen Ressourcen des Patienten werden adäquat eingesetzt, u. a.:: • R 1 kognitiver Status • R 2 Hilfsmittel	**Ressourcen** Ressourcen des Patienten werden adäquat eingesetzt, u. a.: • R 4 (BG1) freier Stand während des An- und	**Ressourcen** Ressourcen des Patienten werden adäquat eingesetzt, u. a.: • R 4 (BG2) freier Stand während des An- und	**Ressourcen** Ressourcen des Patienten werden adäquat eingesetzt, u. a.: • R 4 (BG3) Stand oder stabiler Sitz im/auf	**Ressourcen** Ressourcen des Patienten werden adäquat eingesetzt, u. a.: • R 4 (BG4) Sitz im/auf Bett/ Bettkante/Stuhl oder

Tab. II.4.11: Kleiden – Prozesse – Fortsetzung

Alle Bedarfsgruppen	Bedarfsgruppe 1	Bedarfsgruppe 2	Bedarfsgruppe 3	Bedarfsgruppe 4
• R 3 Kenntnisse, Fähigkeiten, Fertigkeiten aus Beratungen und/oder Anleitungen und/oder Schulungen	Auskleidens, ggf. nur geringe Unterstützung und/oder Umgebungsorientierung	Auskleidens, ggf. Unterstützung und/oder Umgebungsorientierung	Bett/Bettkante/Stuhl oder Rollstuhl während des An- und Auskleidens, ggf. Unterstützung und/oder Umgebungsorientierung	Rollstuhl während des An- und Auskleidens, ggf. Unterstützung und/oder Umgebungsorientierung
Problem: Individuelle Selbstversorgungsfähigkeit Kleiden ist beeinträchtigt	**Problem:** ..., d. h. einschränkende Faktoren sind schwach vorhanden (ICF: Schädigung leicht ausgeprägt: 5 bis 24 %)	**Problem:** ..., d. h. einschränkende Faktoren sind mit mittlerem Schweregrad vorhanden (ICF: Schädigung mäßig ausgeprägt: 25 bis 49 %)	**Problem:** ..., d. h. einschränkende Faktoren sind erheblich vorhanden (ICF: Schädigung erheblich ausgeprägt: 50 bis 95 %)	**Problem:** ..., d. h. einschränkende Faktoren sind höchstgradig vorhanden (ICF: Schädigung voll ausgeprägt: 96 bis 100 %)

Ziele

- Z 1 Patient setzt eigene Ziele bezüglich Kleiden um
- Z 2 individuelle Selbstversorgungsfähigkeit Kleiden ist gefördert, erhalten bzw. wiederhergestellt unter Nutzung von eigenen Ressourcen, Hilfsmitteln und/oder personeller Unterstützung
- Z 3 Patient ist motiviert
- Z 4 Pneumonierisiko ist reduziert

Maßnahmen	Maßnahmen	Maßnahmen	Maßnahmen	Maßnahmen
• M 1 Der spezifische Bedarf des Patienten bezüglich Kleiden wird ermittelt • M 2 Patient nutzt Hilfsmittel zum Kleiden und allgemeiner Art (z. B. Patientenruf) situationsgerecht	• M 6 (BG1) Selbstständiges An- und Auskleiden inkl. Vor- und Nachbereitung wird gezielt trainiert, ggf. unter Anleitung und entsprechend häuslicher Gegebenheiten/Gewohnheiten • M 7 (BG1) Patient wird zum selbstständigen	• M 6 (BG2) Selbstständiges An- und Auskleiden inkl. Vor- und Nachbereitung wird gezielt unter Anleitung wiederholt trainiert entsprechend häuslicher Gegebenheiten/Gewohnheiten unter Beachtung der Sturzgefahr	• M 6 (BG3) An- und Auskleiden inkl. Vor- und Nachbereitung wird gezielt unter Anleitung angebahnt und/oder wiederholt trainiert bzw. professionell unterstützt entsprechend häuslicher	• M 6 (BG4) An- und Auskleiden inkl. Vor- und Nachbereitung wird gezielt angebahnt bzw. professionell unterstützt (Abläufe werden mehrmals Schritt für Schritt durch Führung erlernt) und durch Betroffene mehr oder weniger aktiv

Tab. II.4.11: Kleiden – *Prozesse* – Fortsetzung

Alle Bedarfsgruppen	Bedarfsgruppe 1	Bedarfsgruppe 2	Bedarfsgruppe 3	Bedarfsgruppe 4
• M3 Patient wird über die veränderte Situation beim An- und Auskleiden informiert und bedarfsgerecht beraten • M4 Auf Wunsch des Patienten Bezugspersonen einbeziehen • M5 Dokumentation der individuellen, durchgeführten Maßnahmen benennen (zu Beginn Maßnahmen benennen; im Verlauf Veränderungen beschreiben)	Kleiden motiviert und unterstützend geschult	• M7 (BG2) Patient wird zum selbstständigen Kleiden motiviert und unterstützend geschult • M8 (BG2) Bedarfsgerechter Einbezug pflegerischer Konzepte, z. B. Bobath, Kinästhetik, Fazilitation, Basale Stimulation®, Integrative Validation nach Richard® • M9 (BG2) Durch gezieltes Führen/Fazilitation werden die vorhandenen Ressourcen stimuliert	• Gegebenheiten/Gewohnheiten unter Beachtung der Sturzgefahr • M7 (BG3) Patient wird zum Kleiden motiviert und unterstützend geschult • M8 (BG3) Bedarfsgerechter Einbezug pflegerischer Konzepte, z. B. Bobath, Kinästhetik, Fazilitation, Basale Stimulation®, Integrative Validation nach Richard® • M9 (BG3) Durch gezieltes Führen/Fazilitation werden die vorhandenen Ressourcen stimuliert	unterstützt entsprechend häuslicher Gegebenheiten/Gewohnheiten unter Beachtung der Sturzgefahr • M7 (BG4) Patient wird zum Kleiden motiviert und unterstützend geschult • M8 (BG4) Bedarfsgerechter Einbezug pflegerischer Konzepte, z. B. Bobath, Kinästhetik, Fazilitation, Basale Stimulation®, Integrative Validation nach Richard® • M9 (BG4) Durch gezieltes Führen/Fazilitation werden die vorhandenen Ressourcen stimuliert, aktiviert, neu oder weiterentwickelt, genutzt und stabilisiert

Tab. II.4.12: Kleiden – *Ergebnisse*

Alle Bedarfsgruppen	Bedarfsgruppe 1	Bedarfsgruppe 2	Bedarfsgruppe 3	Bedarfsgruppe 4
• E 1 Patient setzt eigene Ziele bezüglich Kleiden um. • E 2 Pneumonierisiko ist reduziert. • E 3 Der spezifische Bedarf des Patienten bezüglich Kleiden ist ermittelt. • E 4 Patient ist über die veränderte Situation beim An- und Auskleiden informiert und bedarfsgerecht beraten. • E 5 Bezugspersonen sind auf Wunsch des Patienten einbezogen. • E 6 Dokumentation ist nachvollziehbar und vollständig. • E 7 Alle an der Versorgung Beteiligten erhalten die notwendigen Informationen.	• E 8 (BG1) Individuelle Selbstversorgungsfähigkeit Kleiden ist gefördert, erhalten bzw. wiederhergestellt unter Nutzung von eigenen Ressourcen, Hilfsmitteln oder personeller Unterstützung. • E 9 (BG1) Selbstständiges An- und Auskleiden inkl. Vor- und Nachbereitung ist gezielt trainiert entsprechend häuslicher Gegebenheiten/Gewohnheiten. • E 10 (BG1) Patient ist zum selbstständigen Kleiden motiviert und unterstützend geschult. • E 11 (BG1) Patient nutzt Hilfsmittel zum Kleiden situationsgerecht und sicher.	• E 8 (BG2) Individuelle Selbstversorgungsfähigkeit Kleiden ist gefördert, erhalten bzw. wiederhergestellt unter Nutzung von eigenen Ressourcen, Hilfsmitteln oder personeller Unterstützung. • E 9 (BG2) Selbstständiges An- und Auskleiden inkl. Vor- und Nachbereitung ist gezielt trainiert entsprechend häuslicher Gegebenheiten/Gewohnheiten. • E 10 (BG2) Patient ist zum selbstständigen (ggf. anteiligen) Kleiden motiviert und unterstützend geschult. • E 11 (BG2) Patient nutzt Hilfsmittel zum Kleiden situationsgerecht und sicher.	• E 8 (BG3) Individuelle Selbstversorgungsfähigkeit Kleiden ist gefördert bzw. wiederhergestellt unter Nutzung von eigenen Ressourcen, Hilfsmitteln oder personeller Unterstützung. • E 9 (BG3) An- und Auskleiden inkl. Vor- und Nachbereitung ist gezielt trainiert entsprechend häuslicher Gegebenheiten/Gewohnheiten. • E 10 (BG3) Patient ist zum (ggf. anteiligen) Kleiden motiviert und unterstützend geschult. • E 11 (BG3) Patient nutzt Hilfsmittel zum Kleiden situationsgerecht und sicher.	• E 8 (BG4) Individuelle Selbstversorgungsfähigkeit Kleiden ist gefördert unter Nutzung von eigenen Ressourcen, Hilfsmitteln oder personeller Unterstützung. • E 9 (BG4) An- und auskleiden inkl. Vor- und Nachbereitung ist gezielt trainiert entsprechend häuslicher Gegebenheiten/Gewohnheiten. • E 10 (BG4) Patient ist zum (ggf. anteiligen) Kleiden motiviert und unterstützend geschult. • E 11 (BG4) Patient nutzt Hilfsmittel zum Kleiden situationsgerecht.

4.5 Nahrungsaufnahme ohne Kau- und/oder Schluckstörung

Voraussetzung: Die Abwesenheit einer Kau- und/oder Schluckstörung ist durch geeignete Diagnostik gesichert.

Tab. II.4.13: Nahrungsaufnahme ohne Kau- und/oder Schluckstörung – *Strukturen*

	Bedarfsgruppe 1	Bedarfsgruppe 2	Bedarfsgruppe 3	Bedarfsgruppe 4
Personell	S(p) 1 (BG1) mind. 1-jährige pflegerische Ausbildung, wenn fachlicher Kenntnisstand ausreichend ist	S(p) 1 (BG2) mind. 1-jährige pflegerische Ausbildung mit mind. 1-jähriger Berufserfahrung in der Geriatrie, wenn fachlicher Kenntnisstand gesichert ist	S(p) 1 (BG3) 3-jährige pflegerische Ausbildung mit für diese Bedarfsgruppe erforderlichen Kenntnissen	S(p) 1 (BG4) 3-jährige pflegerische Ausbildung mit für diese Bedarfsgruppe erforderlichen Kenntnissen
	S(p) 2 (BG1) weniger qualifizierte Pflegepersonen im Rahmen der Mitwirkung bzw. nach Anleitung	S(p) 2 (BG2) weniger qualifizierte Pflegepersonen im Rahmen der Mitwirkung bzw. nach Anleitung	S(p) 2 (BG3) weniger qualifizierte Pflegepersonen im Rahmen der Mitwirkung bzw. nach Anleitung	S(p) 2 (BG4) weniger qualifizierte Pflegepersonen im Rahmen der Mitwirkung bzw. nach Anleitung
	S(p) 3 (BG1) Schülerin/Auszubildende der Pflegeberufe bzw. Studierende, wenn fachlicher Kenntnisstand ausreichend ist	S(p) 3 (BG2) Schülerin/Auszubildende der Pflegeberufe bzw. Studierende mit gesichertem fachlichen Kenntnisstand, im Erstkontakt nur als mitwirkende Person bei der Versorgung durch eine mind. 3-jährig ausgebildete Pflegende	S(p) 3 (BG3) Schülerin/Auszubildende der Pflegeberufe bzw. Studierende mit gesichertem fachlichen Kenntnisstand, im Erstkontakt nur als mitwirkende Person bei der Versorgung durch eine mind. 3-jährig ausgebildete Pflegende mit für diese Bedarfsgruppe erforderlichen Kenntnissen	S(p) 3 (BG4) Schülerin/Auszubildende der Pflegeberufe bzw. Studierende mit gesichertem fachlichen Kenntnisstand, im Erstkontakt nur als mitwirkende Person bei der Versorgung durch eine mind. 3-jährig ausgebildete Pflegende mit für diese Bedarfsgruppe erforderlichen Kenntnissen
	S(p) 4 (BG1) ggf. Einbeziehung von Ergotherapeuten und/oder Diätassistenten	S(p) 4 (BG2) ggf. Einbeziehung von Ergotherapeuten und/oder Diätassistenten	S(p) 4 (BG3) ggf. Einbeziehung von Ergotherapeuten und/oder Diätassistenten	S(p) 4 (BG4) ggf. Einbeziehung von Ergotherapeuten und/oder Diätassistenten

Teil II Pflegestandards

Tab. II.4.13: Nahrungsaufnahme ohne Kau- und/oder Schluckstörung – *Strukturen* – Fortsetzung

	Bedarfsgruppe 1	Bedarfsgruppe 2	Bedarfsgruppe 3	Bedarfsgruppe 4
Materiell	• S(m) 1 Screening- und ggf. Assessmentinstrumente nach Hausstandard • S(m) 2 ggf. haus- und themenspezifische Pflegestandards • S(m) 3 geeignete Speisen und Getränke bzw. Sondenkost • S(m) 4 geeignete Hilfsmittel nach ATP-G-Katalog			

Tab. II.4.14: Nahrungsaufnahme ohne Kau- und/oder Schluckstörung – *Prozesse*

Alle Bedarfsgruppen	Bedarfsgruppe 1	Bedarfsgruppe 2	Bedarfsgruppe 3	Bedarfsgruppe 4
Ressourcen Ressourcen des Patienten werden adäquat eingesetzt, u. a.: • R 1 keine Kau- und/oder Schluckstörung • R 2 Zahnstatus • R 3 Hilfsmittel, insbesondere Zahnprothesen und Lagerungshilfsmittel für sicheren Sitz • R 4 kognitiver Status • R 5 Kenntnisse, Fähigkeiten, Fertigkeiten aus Beratungen und/oder Anleitungen und/oder Schulungen				
Problem: Individuelle Selbstversorgungsfähigkeit Nahrungsaufnahme ohne Kau- und/oder Schluckstörung ist beeinträchtigt	**Problem:** …, d. h. einschränkende Faktoren sind schwach vorhanden (ICF: Schädigung leicht ausgeprägt: 5 bis 24 %)	**Problem:** …, d. h. einschränkende Faktoren sind mit mittlerem Schweregrad vorhanden (ICF: Schädigung mäßig ausgeprägt: 25 bis 49 %)	**Problem:** …, d. h. einschränkende Faktoren sind erheblich vorhanden (ICF: Schädigung erheblich ausgeprägt: 50 bis 95 %)	**Problem:** …, d. h. einschränkende Faktoren sind höchstgradig vorhanden (ICF: Schädigung voll ausgeprägt: 96 bis 100 %)
Ziele • Z 1 Patient setzt eigene Ziele bezüglich Nahrungsaufnahme um • Z 2 individuelle Selbstversorgungsfähigkeit Nahrungsaufnahme ohne Kau- und/oder Schluckstörung ist gefördert, erhalten bzw. wiederhergestellt unter Nutzung von eigenen Ressourcen, Hilfsmitteln und/oder personeller Unterstützung • Z 3 Patient ist motiviert • Z 4 Risiko Mangelernährung ist reduziert				

4 Musterpflegestandards

Tab. II.4.14: Nahrungsaufnahme ohne Kau- und/oder Schluckstörung – Prozesse – Fortsetzung

Alle Bedarfsgruppen	Bedarfsgruppe 1	Bedarfsgruppe 2	Bedarfsgruppe 3	Bedarfsgruppe 4
Maßnahmen	Maßnahmen	Maßnahmen	Maßnahmen	Maßnahmen
• M 1 Der spezifische Bedarf des Patienten bezüglich Nahrungsaufnahme, z. B. Flüssigkeit, Kalorien, Eiweiß und andere Nährstoffe, wird ermittelt • M 2 ggf. werden notwendige Behandlungsschritte bezüglich des Zahnstatus eingeleitet • M 3 Patient nutzt Hilfsmittel zur Nahrungsaufnahme und allgemeiner Art (z. B. Patientenruf) situationsgerecht • M 4 Patient wird über die veränderte Situation bei der Nahrungsaufnahme informiert und bedarfsgerecht beraten • M 5 Auf Wunsch des Patienten Bezugspersonen einbeziehen • M 6 Dokumentation der individuellen, durchgeführten Maßnahmen (zu Beginn Maßnahmen benennen; im Verlauf	• M 7 (BG1) Selbstständige Nahrungsaufnahme inkl. Vor- und Nachbereitung wird gezielt trainiert, ggf. unter Anleitung und entsprechend häuslicher Gegebenheiten/Gewohnheiten • M 8 (BG1) Patient wird zur selbstständigen Nahrungsaufnahme motiviert und unterstützend geschult	• M 7 (BG2) Selbstständige Nahrungsaufnahme inkl. Vor- und Nachbereitung wird gezielt unter Anleitung wiederholt trainiert entsprechend häuslicher Gegebenheiten/Gewohnheiten unter Beachtung der Sturzgefahr • M 8 (BG2) Patient wird zur selbstständigen Nahrungsaufnahme motiviert und unterstützend geschult • M 9 (BG2) Patient sitzt rumpfunterstützt und aufrecht am Tisch • M 10 (BG2) Bedarfsgerechter Einbezug pflegerischer Konzepte, z. B. Bobath, Kinästhetik, Facilitation, Basale Stimulation, Integrative Validation nach Richard® • M 11 (BG2) Durch gezieltes Führen/Fazilitation werden die vorhandenen Ressourcen stimuliert	• M 7 (BG3) Nahrungsaufnahme inkl. Vor- und Nachbereitung wird gezielt unter Anleitung angebahnt und/oder wiederholt trainiert bzw. professionell unterstützt entsprechend häuslicher Gegebenheiten/Gewohnheiten unter Beachtung der Sturzgefahr • M 8 (BG3) Patient wird zur Nahrungsaufnahme motiviert und unterstützend geschult • M 9 (BG3) Patient sitzt rumpfunterstützt und aufrecht am Bettrand/im Bett • M 10 (BG3) Bedarfsgerechter Einbezug pflegerischer Konzepte, z. B. Bobath, Kinästhetik, Fazilitation, Basale Stimulation®, Integrative Validation nach Richard® • M 11 (BG3) Durch gezieltes Führen/Fazilitation werden die vorhandenen Ressourcen stimuliert	• M 7 (BG4) Nahrungsaufnahme inkl. Vor- und Nachbereitung wird gezielt angebahnt bzw. professionell unterstützt (Abläufe werden mehrmals Schritt für Schritt durch Führung erlernt) und durch Betroffene mehr oder weniger aktiv unterstützt entsprechend häuslicher Gegebenheiten/Gewohnheiten unter Beachtung der Sturzgefahr • M 8 (BG4) Patient wird zur Nahrungsaufnahme motiviert und unterstützend geschult • M 9 (BG4) Patient wird, seinen Möglichkeiten entsprechend, zur Nahrungsaufnahme positioniert, möglichst rumpfunterstützt und aufrecht. • M 10 (BG4) Bedarfsgerechter Einbezug pflegerischer Konzepte, z. B. Bobath, Kinästhetik, Fazilitation, Basale Stimulation®, Integrative Validation nach Richard®

Teil II Pflegestandards

Tab. II.4.14: Nahrungsaufnahme ohne Kau- und/oder Schluckstörung – Prozesse – Fortsetzung

Alle Bedarfsgruppen	Bedarfsgruppe 1	Bedarfsgruppe 2	Bedarfsgruppe 3	Bedarfsgruppe 4
Veränderungen beschreiben)			• M 12 (BG3) Bei Bedarf erhält der Patient Führung der oberen Extremitäten, damit die Nahrungs- und Flüssigkeitsaufnahme gelingt	• M 11 (BG4) Durch gezieltes Führen/Fazilitation werden die vorhandenen Ressourcen stimuliert • M 12 (BG4) Bei Bedarf erhält der Patient Führung der oberen Extremitäten, damit die Nahrungs- und Flüssigkeitsaufnahme gelingt

Tab. II.4.15: Nahrungsaufnahme ohne Kau- und/oder Schluckstörung – Ergebnisse

Alle Bedarfsgruppen	Bedarfsgruppe 1	Bedarfsgruppe 2	Bedarfsgruppe 3	Bedarfsgruppe 4
• E 1 Patient setzt eigene Ziele bezüglich Nahrungsaufnahme um. • E 2 Risiko Mangelernährung ist reduziert. • E 3 Der spezifische Bedarf des Patienten bezüglich Nahrungsaufnahme, z. B. Flüssigkeit, Kalorien, Eiweiß und anderen Nährstoffen, ist ermittelt. • E 4 Der BMI des Patienten ist ermittelt. • E 5 Patient erhält zu den üblichen Mahlzeiten ein bedarfsgerechtes, ansprechendes	• E 11 (BG1) Individuelle Selbstversorgungsfähigkeit Nahrungsaufnahme ohne Kau- und/oder Schluckstörung ist gefördert, erhalten bzw. wiederhergestellt unter Nutzung von eigenen Ressourcen, Hilfsmitteln oder personeller Unterstützung. • E 12 (BG1) Selbstständige Nahrungsaufnahme inkl. Vor- und Nachbereitung ist gezielt trainiert entsprechend häuslicher Gegebenheiten/Gewohnheiten.	• E 11 (BG1) Individuelle Selbstversorgungsfähigkeit Nahrungsaufnahme ohne Kau- und/oder Schluckstörung ist gefördert, erhalten bzw. wiederhergestellt unter Nutzung von eigenen Ressourcen, Hilfsmitteln oder personeller Unterstützung. • E 12 (BG2) Selbstständige Nahrungsaufnahme inkl. Vor- und Nachbereitung ist gezielt trainiert entsprechend häuslicher Gegebenheiten/Gewohnheiten.	• E 11 (BG3) Individuelle Selbstversorgungsfähigkeit Nahrungsaufnahme ohne Kau- und/oder Schluckstörung ist gefördert bzw. wiederhergestellt unter Nutzung von eigenen Ressourcen, Hilfsmitteln oder personeller Unterstützung. • E 12 (BG3) Nahrungsaufnahme inkl. Vor- und Nachbereitung ist gezielt trainiert entsprechend häuslicher Gegebenheiten/Gewohnheiten.	• E 11 (BG4) Individuelle Selbstversorgungsfähigkeit Nahrungsaufnahme ohne Kau- und/oder Schluckstörung ist gefördert unter Nutzung von eigenen Ressourcen, Hilfsmitteln oder personeller Unterstützung. • E 12 (BG4) Nahrungsaufnahme inkl. Vor- und Nachbereitung ist gezielt trainiert entsprechend häuslicher Gegebenheiten/Gewohnheiten.

Tab.II.4.15: Nahrungsaufnahme ohne Kau- und/oder Schluckstörung – Ergebnisse – Fortsetzung

Alle Bedarfsgruppen	Bedarfsgruppe 1	Bedarfsgruppe 2	Bedarfsgruppe 3	Bedarfsgruppe 4
• Speise- und Getränkeangebot bzw. die erforderliche Sondenkost. Darüber hinaus werden dem Patienten zu weiteren Zeiten Speisen und/oder Getränke angeboten. • E 6 ggf. sind notwendige Behandlungsschritte bezüglich des Zahnstatus eingeleitet. • E 7 Patient ist über die veränderte Situation bei der Nahrungsaufnahme informiert und bedarfsgerecht beraten. • E 8 Bezugspersonen sind auf Wunsch des Patienten einbezogen. • E 9 Dokumentation ist nachvollziehbar und vollständig. • E 10 Alle an der Versorgung Beteiligten erhalten die notwendigen Informationen.	• E 13 (BG1) Patient ist zur selbstständigen Nahrungsaufnahme motiviert und unterstützend geschult. • E 14 (BG1) Patient nutzt Hilfsmittel zur Nahrungsaufnahme situationsgerecht und sicher.	• E 13 (BG2) Patient ist zur selbstständigen Nahrungsaufnahme motiviert und unterstützend geschult. • E 14 (BG2) Patient nutzt Hilfsmittel zur Nahrungsaufnahme situationsgerecht und sicher. • E 15 (BG2) Patient sitzt zum Essen rumpfunterstützt und aufrecht am Tisch. • E 16 (BG2) Patient kann Speisen und Getränke unter Beachtung der spezifischen Gegebenheiten mit teilweiser Unterstützung zu sich nehmen bzw. die Verabreichung der Sondenkost mit Unterstützung durchführen. • E 17 (BG2) Patient kennt die zur Verfügung stehenden eigenen Ressourcen zur Nahrungs- und Flüssigkeitsaufnahme und kann diese nutzen.	• E 13 (BG3) Patient ist zur Nahrungsaufnahme motiviert und unterstützend geschult. • E 14 (BG3) Patient nutzt Hilfsmittel zur Nahrungsaufnahme situationsgerecht und sicher. • E 15 (BG3) Patient sitzt zum Essen rumpfunterstützt und aufrecht. • E 16 (BG3) Patient kann Speisen und Getränke unter Beachtung der spezifischen Gegebenheiten mit Unterstützung zu sich nehmen bzw. die Verabreichung der Sondenkost akzeptieren. • E 17 (BG3) Patient kennt die zur Verfügung stehenden eigenen Ressourcen zur Nahrungs- und Flüssigkeitsaufnahme und kann diese nutzen.	• E 13 (BG4) Patient ist zur Nahrungsaufnahme motiviert und unterstützend geschult. • E 14 (BG4) Patient nutzt Hilfsmittel zur Nahrungsaufnahme situationsgerecht. • E 15 (BG4) Patient sitzt zum Essen rumpfunterstützt und aufrecht. • E 16 (BG4) Patient kann Speisen und Getränke unter Beachtung der spezifischen Gegebenheiten mit Unterstützung zu sich nehmen bzw. die Verabreichung der Sondenkost akzeptieren. • E 17 (BG4) Patient kennt die zur Verfügung stehenden eigenen Ressourcen zur Nahrungs- und Flüssigkeitsaufnahme und kann diese nutzen.

4.6 Nahrungsaufnahme mit Kau- und/oder Schluckstörung

Voraussetzung: Das Vorhandensein einer Kau- und/oder Schluckstörung ist durch geeignete Diagnostik gesichert.

Tab. II.4.16: Nahrungsaufnahme mit Kau- und/oder Schluckstörung – Strukturen

	Bedarfsgruppe 1	Bedarfsgruppe 2	Bedarfsgruppe 3	Bedarfsgruppe 4
Personell	S(p) 1 (BG1) mind. 1-jährige pflegerische Ausbildung mit gesichertem, fachlichen Kenntnisstand	S(p) 1 (BG2) mind. 1-jährige pflegerische Ausbildung mit mind. 1-jähriger Berufserfahrung mit gesichertem, fachlichen Kenntnisstand	S(p) 1 (BG3) 3-jährige pflegerische Ausbildung mit für diese Bedarfsgruppe erforderlichen Kenntnissen	S(p) 1 (BG4) 3-jährige pflegerische Ausbildung mit für diese Bedarfsgruppe erforderlichen Kenntnissen
	S(p) 2 (BG1) weniger qualifizierte Pflegepersonen im Rahmen der Mitwirkung bzw. nach Anleitung	S(p) 2 (BG2) weniger qualifizierte Pflegepersonen im Rahmen der Mitwirkung	S(p) 2 (BG3) weniger qualifizierte Pflegepersonen im Rahmen der Mitwirkung	S(p) 2 (BG4) weniger qualifizierte Pflegepersonen nur im Rahmen der Mitwirkung
	S(p) 3 (BG1) ggf. Schülerin/Auszubildende der Pflegeberufe bzw. Studierende, mit gesichertem, fachlichen Kenntnisstand	S(p) 3 (BG2) Schülerin/Auszubildende der Pflegeberufe bzw. Studierende mit gesichertem fachlichen Kenntnisstand ausschließlich im Rahmen der Mitwirkung	S(p) 3 (BG3) Schülerin/Auszubildende der Pflegeberufe bzw. Studierende mit gesichertem fachlichen Kenntnisstand ausschließlich im Rahmen der Mitwirkung	S(p) 3 (BG4) Schülerin/Auszubildende der Pflegeberufe bzw. Studierende mit gesichertem fachlichen Kenntnisstand ausschließlich im Rahmen der Mitwirkung
	S(p) 4 (BG1) Einbeziehung von Logopäden bzw. anderem Fachpersonal mit gesichertem schlucktherapeutischem Kenntnisstand erforderlich	S(p) 4 (BG2) Einbeziehung von Logopäden bzw. anderem Fachpersonal mit gesichertem schlucktherapeutischem Kenntnisstand erforderlich	S(p) 4 (BG3) Einbeziehung von Logopäden bzw. anderem Fachpersonal mit gesicherten schlucktherapeutischem Kenntnisstand zwingend erforderlich	S(p) 4 (BG4) Einbeziehung von Logopäden bzw. anderem Fachpersonal mit gesicherten schlucktherapeutischem Kenntnisstand zwingend erforderlich
	S(p) 5 (BG1) ggf. Einbeziehung von Diätassistenten	S(p) 5 (BG2) ggf. Einbeziehung von Diätassistenten	S(p) 5 (BG3) ggf. Einbeziehung von Diätassistenten	S(p) 5 (BG4) ggf. Einbeziehung von Diätassistenten
Materiell	• S(m) 1 Screening- und ggf. Assessmentinstrumente nach Hausstandard • S(m) 2 ggf. haus- und themenspezifische Pflegestandards • S(m) 3 persönliche Hilfsmittel, insbesondere Zahnprothesen • S(m) 4 geeignete Speisen und Getränke bzw. Sondenkost, Andickungsmittel			

Tab. II.4.17: Nahrungsaufnahme mit Kau- und/oder Schluckstörung – *Prozesse*

Alle Bedarfsgruppen	Bedarfsgruppe 1	Bedarfsgruppe 2	Bedarfsgruppe 3	Bedarfsgruppe 4
Ressourcen Ressourcen des Patienten werden adäquat eingesetzt, u. a.: • R 1 keine Funktionseinschränkungen • R 2 Zahnstatus • R 3 Hilfsmittel, insbesondere Zahnprothesen und Lagerungshilfsmittel für sicheren Sitz • R 4 kognitiver Status • R 5 Kenntnisse, Fähigkeiten, Fertigkeiten aus Beratungen und/oder Anleitungen und/oder Schulungen			**Ressourcen** Ressourcen des Patienten werden adäquat eingesetzt, u. a.: • R 6 (BG3) natürlicher Würgreflex	**Ressourcen** Ressourcen des Patienten werden adäquat eingesetzt, u. a.: • R 6 (BG4) natürlicher Würgreflex
Problem Individuelle Selbstversorgungsfähigkeit Nahrungsaufnahme mit Kau- und/oder Schluckstörung ist beeinträchtigt	**Problem** ..., d. h. einschränkende Faktoren sind schwach vorhanden (ICF: Schädigung leicht ausgeprägt: 5 bis 24 %)	**Problem** ..., d. h. einschränkende Faktoren sind mit mittlerem Schweregrad vorhanden (ICF: Schädigung mäßig ausgeprägt: 25 bis 49 %)	**Problem** ..., d. h. einschränkende Faktoren sind erheblich vorhanden (ICF: Schädigung erheblich ausgeprägt: 50 bis 95 %)	**Problem** ..., d. h. einschränkende Faktoren sind höchstgradig vorhanden (ICF: Schädigung voll ausgeprägt: 96 bis 100 %)

Ziele

- Z 1 Patient setzt eigene Ziele bezüglich Nahrungsaufnahme mit Kau- und/oder Schluckstörung um
- Z 2 individuelle Selbstversorgungsfähigkeit Nahrungsaufnahme mit Kau- und/oder Schluckstörung ist gefördert, erhalten bzw. wiederhergestellt unter Nutzung von eigenen Ressourcen, Hilfsmitteln und/oder personeller Unterstützung
- Z 3 Patient ist motiviert
- Z 4 Risiko Mangelernährung ist reduziert

Tab. II.4.17: Nahrungsaufnahme mit Kau- und/oder Schluckstörung – Prozesse – Fortsetzung

Alle Bedarfsgruppen	Bedarfsgruppe 1	Bedarfsgruppe 2	Bedarfsgruppe 3	Bedarfsgruppe 4
Maßnahmen	Maßnahmen	Maßnahmen	Maßnahmen	Maßnahmen
• M 1 Der spezifische Bedarf des Patienten bezüglich Nahrungsaufnahme, z. B. Flüssigkeit, Kalorien, Eiweiß und andere Nährstoffe, wird ermittelt • M 2 ggf. werden notwendige Behandlungsschritte bezüglich des Zahnstatus eingeleitet • M 3 Patient nutzt Hilfsmittel zur Nahrungsaufnahme und allgemeiner Art (z. B. Patientenruf) situationsgerecht • M 4 Patient wird über die veränderte Situation bei der Nahrungsaufnahme informiert und bedarfsgerecht beraten • M 5 Auf Wunsch des Patienten Bezugspersonen einbeziehen • M 6 Dokumentation der individuellen, durchgeführten Maßnahmen (zu Beginn Maßnahmen benennen; im Verlauf	• M 7 (BG1) Selbstständige Nahrungsaufnahme inkl. Vor- und Nachbereitung wird gezielt trainiert, ggf. unter Anleitung und entsprechend häuslicher Gegebenheiten/Gewohnheiten • M 8 (BG1) Pflegekraft beobachtet, ob Patient ausreichend kaut und schluckt, fordert ggf. zum Nachschlucken auf • M 9 (BG1) Patient nutzt effektive Hustentechniken selbstständig • M 10 (BG1) Patient führt Mund- und Zahnpflege selbstständig oder unter Anleitung durch • M 11 (BG1) Patient wird zur selbstständigen Nahrungsaufnahme motiviert und unterstützend geschult	• M 7 (BG2) Selbstständige Nahrungsaufnahme inkl. Vor- und Nachbereitung wird gezielt unter Anleitung wiederholt trainiert entsprechend häuslicher Gegebenheiten/Gewohnheiten • M 8 (BG2) Pflegekraft beobachtet, ob Patient ausreichend kaut und schluckt, fordert ggf. zum Nachschlucken auf • M 9 (BG2) Patient nutzt effektive Hustentechniken selbstständig • M 10 (BG2) Patient führt Mund- und Zahnpflege selbstständig oder unter Anleitung durch • M 11 (BG2) Patient wird zur selbstständigen Nahrungsaufnahme motiviert und unterstützend geschult • M 12 (BG2) Patient sitzt rumpfunterstützt und aufrecht am Tisch • M 13 (BG2) Bedarfsgerechter Einbezug pflegerischer Konzepte,	• M 7 (BG3) Nahrungsaufnahme inkl. Vor- und Nachbereitung wird gezielt unter Anleitung angebahnt und/oder wiederholt trainiert bzw. professionell unterstützt entsprechend häuslicher Gegebenheiten/Gewohnheiten • M 8 (BG3) Pflegekraft beobachtet, ob Patient ausreichend kaut und schluckt, fordert ggf. zum Nachschlucken auf bzw. unterstützt das Schlucken des Patienten durch den Kieferkontrollgriff • M 9 (BG3) Patient wird in effektiven Hustentechniken aktiv unterstützt • M 10 (BG3) Patient führt Mund- und Zahnpflege selbstständig oder unter Anleitung durch • M 11 (BG3) Patient wird zur Nahrungsaufnahme motiviert und unterstützend geschult	• M 7 (BG4) Nahrungsaufnahme inkl. Vor- und Nachbereitung wird gezielt angebahnt bzw. professionell unterstützt (Abläufe werden mehrmals Schritt für Schritt durch Führung erlernt) und durch Betroffene mehr oder weniger aktiv unterstützt entsprechend häuslicher Gegebenheiten/Gewohnheiten • M 8 (BG4) Pflegekraft beobachtet, ob Patient ausreichend kaut und schluckt, fordert ggf. zum Nachschlucken auf bzw. unterstützt das Schlucken des Patienten durch den Kieferkontrollgriff • M 9 (BG4) Patient wird in effektiven Hustentechniken aktiv unterstützt • M 10 (BG4) Nach Abschluss der Nahrungsaufnahme wird die Mund- und Zahnpflege von der Pflegekraft übernommen

Tab. II.4.17: Nahrungsaufnahme mit Kau- und/oder Schluckstörung – Prozesse – Fortsetzung

Alle Bedarfsgruppen	Bedarfsgruppe 1	Bedarfsgruppe 2	Bedarfsgruppe 3	Bedarfsgruppe 4
Veränderungen beschreiben)		z. B. Bobath, Kinästhetik, Fazilitation, Basale Stimulation®, Integrative Validation nach Richard® • M 14 (BG2) Durch gezieltes Führen/Fazilitation werden die vorhandenen Ressourcen stimuliert	• M 12 (BG3) Patient sitzt rumpfunterstützt und aufrecht am Tisch /am Bettrand/im Bett • M 13 (BG3) Bedarfsgerechter Einbezug pflegerischer Konzepte, z. B. Bobath, Fazilitation, Basale Stimulation®, Integrative Validation nach Richard® • M 14 (BG3) Durch gezieltes Führen/Fazilitation werden die vorhandenen Ressourcen stimuliert • M 15 (BG3) Die Pflegekraft bahnt durch Mundstimulation die Nahrungs- und Flüssigkeitsaufnahme an • M 16 (BG3) Die Pflegekraft kontrolliert nach Abschluss der Nahrungsaufnahme die Wangentaschen	• M 11 (BG4) Patient wird zur Nahrungsaufnahme motiviert und unterstützend geschult • M 12 (BG4) Patient wird, seinen Möglichkeiten entsprechend, zur Nahrungsaufnahme positioniert, möglichst rumpfunterstützt und aufrecht • M 13 (BG4) Bedarfsgerechter Einbezug pflegerischer Konzepte, z. B. Bobath, Fazilitation, Basale Stimulation®, Integrative Validation nach Richard® • M 14 (BG4) Durch gezieltes Führen/Fazilitation werden die vorhandenen Ressourcen stimuliert • M 15 (BG4) Die Pflegekraft bahnt durch Mundstimulation die Nahrungs- und Flüssigkeitsaufnahme an • M 16 (BG4) Die Pflegekraft kontrolliert nach Abschluss der Nahrungsaufnahme die Wangentaschen

Tab. II.4.18: Nahrungsaufnahme mit Kau- und/oder Schluckstörung – *Ergebnisse*

Alle Bedarfsgruppen	Bedarfsgruppe 1	Bedarfsgruppe 2	Bedarfsgruppe 3	Bedarfsgruppe 4
• E 1 Patient setzt eigene Ziele bezüglich Nahrungsaufnahme mit Kau- und/oder Schluckstörung um. • E 2 Risiko Mangelernährung ist reduziert. • E 3 Der spezifische Bedarf des Patienten bezüglich Nahrungsaufnahmen, z. B. Flüssigkeit, Kalorien, Eiweiß und anderen Nährstoffen, ist ermittelt. • E 4 Patient erhält zu den üblichen Mahlzeiten ein bedarfsgerechtes, ansprechendes Speise- und Getränkeangebot bzw. die erforderliche Sondenkost. Neben den üblichen Mahlzeiten werden dem Patienten zu weiteren Zeiten Speisen und/oder Getränke angeboten. • E 5 Der Patient kennt und nutzt Andickungsmittel für Speisen und Getränke entsprechend seiner Situation. • E 6 Der BMI des Patienten ist ermittelt. • E 7 Ggf. sind notwendige Behandlungsschritte	• E 12 (BG1) Selbstversorgungsfähigkeit Nahrungsaufnahme mit Kau- und/oder Schluckstörung ist gefördert, erhalten bzw. wiederhergestellt unter Nutzung von eigenen Ressourcen, Hilfsmitteln oder personeller Unterstützung. • E 13 (BG1) Selbstständige Nahrungsaufnahme inkl. Vor- und Nachbereitung ist gezielt trainiert entsprechend häuslicher Gegebenheiten/Gewohnheiten. • E 14 (BG1) Patient ist zur selbstständigen Nahrungsaufnahme motiviert und unterstützend geschult. • E 15 (BG1) Patient nutzt Hilfsmittel zur Nahrungsaufnahme situationsgerecht und sicher. • E 16 (BG1) Patient kann Speisen und Getränke unter Beachtung der spezifischen Gegebenheiten selbstständig zu sich nehmen bzw. die Verabreichung der Sondenkost	• E 12 (BG2) Selbstversorgungsfähigkeit Nahrungsaufnahme mit Kau- und/oder Schluckstörung ist gefördert, erhalten bzw. wiederhergestellt unter Nutzung von eigenen Ressourcen, Hilfsmitteln oder personeller Unterstützung. • E 13 (BG2) Selbstständige Nahrungsaufnahme incl. Vor- und Nachbereitung ist gezielt trainiert entsprechend häuslicher Gegebenheiten/Gewohnheiten. • E 14 (BG2) Patient ist zur selbstständigen Nahrungsaufnahme motiviert und unterstützend geschult. • E 15 (BG2) Patient nutzt Hilfsmittel zur Nahrungsaufnahme situationsgerecht und sicher. • E 16 (BG2) Patient kann Speisen und Getränke unter Beachtung der spezifischen Gegebenheiten selbstständig zu sich nehmen bzw. die Verabreichung der Sondenkost mit Unterstützung durchführen.	• E 12 (BG3) Selbstversorgungsfähigkeit Nahrungsaufnahme mit Kau- und/oder Schluckstörung ist gefördert bzw. wiederhergestellt unter Nutzung von eigenen Ressourcen, Hilfsmitteln oder personeller Unterstützung. • E 13 (BG3) Nahrungsaufnahme inkl. Vor- und Nachbereitung ist gezielt trainiert entsprechend häuslicher Gegebenheiten/Gewohnheiten. • E 14 (BG3) Patient ist zur Nahrungsaufnahme motiviert und unterstützend geschult. • E 15 (BG3) Patient nutzt Hilfsmittel zur Nahrungsaufnahme situationsgerecht. • E 16 (BG3) Patient kann Speisen und Getränke unter Beachtung der spezifischen Gegebenheiten zu sich nehmen bzw. die Verabreichung der Sondenkost akzeptieren. • E 17 (BG3) Patient nutzt effektive Hustentechniken.	• E 12 (BG4) Selbstversorgungsfähigkeit Nahrungsaufnahme mit Kau- und/oder Schluckstörung ist gefördert unter Nutzung von eigenen Ressourcen, Hilfsmitteln oder personeller Unterstützung. • E 13 (BG4) Nahrungsaufnahme inkl. Vor- und Nachbereitung ist gezielt trainiert entsprechend häuslicher Gegebenheiten/Gewohnheiten. • E 14 (BG4) Patient ist zur Nahrungsaufnahme motiviert und unterstützend geschult. • E 15 (BG4) Patient nutzt Hilfsmittel zur Nahrungsaufnahme situationsgerecht. • E 16 (BG4) Patient kann Speisen und Getränke unter Beachtung der spezifischen Gegebenheiten zu sich nehmen bzw. die Verabreichung der Sondenkost akzeptieren. • E 17 (BG4) Patient nutzt effektive Hustentechniken.

Tab. II.4.18: Nahrungsaufnahme mit Kau- und/oder Schluckstörung – Ergebnisse – Fortsetzung

Alle Bedarfsgruppen	Bedarfsgruppe 1	Bedarfsgruppe 2	Bedarfsgruppe 3	Bedarfsgruppe 4
• bezüglich des Zahnstatus eingeleitet. • E 8 Patient kaut und schluckt ausreichend. • E 9 Patient ist über die veränderte Situation bei der Nahrungsaufnahme informiert und bedarfsgerecht beraten. • E 10 Bezugspersonen sind auf Wunsch des Patienten einbezogen. • E 11 Dokumentation ist nachvollziehbar und vollständig.	überwiegend selbstständig durchführen. • E 17 (BG1) Patient nutzt effektive Hustentechniken selbstständig. • E 18 (BG1) Patient führt Mund- und Zahnpflege selbstständig oder unter Anleitung durch. • E 19 (BG1) Alle an der Versorgung Beteiligten erhalten die notwendigen Informationen.	• E 17 (BG2) Patient nutzt effektive Hustentechniken selbstständig. • E 18 (BG2) Patient führt Mund- und Zahnpflege selbstständig oder unter Anleitung durch. • E 19 (BG2) Alle an der Versorgung Beteiligten erhalten die notwendigen Informationen, insbesondere pflegende Angehörige kennen Risiken bei der Nahrungsaufnahme mit Kau- und/oder Schluckstörungen und kennen Anzeichen einer stillen Aspiration. • E 20 (BG2) Patient sitzt zum Essen rumpfunterstützt und aufrecht am Tisch. • E 21 (BG2) Patient kennt die zur Verfügung stehenden eigenen Ressourcen zur Nahrungs- und Flüssigkeitsaufnahme und kann diese nutzen.	• E 18 (BG3) Patient führt Mund- und Zahnpflege unter Anleitung durch bzw. akzeptiert Mund- und Zahnpflege. • E 19 (BG3) Alle an der Versorgung Beteiligten erhalten die notwendigen Informationen, insbesondere pflegende Angehörige kennen Risiken bei der Nahrungsaufnahme mit Kau- und/oder Schluckstörungen und kennen Anzeichen einer stillen Aspiration. • E 20 (BG3) Der Patient sitzt zum Essen rumpfunterstützt und aufrecht. • E 21 (BG3) Patient kennt die zur Verfügung stehenden eigenen Ressourcen zur Nahrungs- und Flüssigkeitsaufnahme und kann diese nutzen.	• E 18 (BG4) Patient akzeptiert Mund- und Zahnpflege. • E 19 (BG4) Alle an der Versorgung Beteiligten erhalten die notwendigen Informationen, insbesondere pflegende Angehörige kennen Risiken bei der Nahrungsaufnahme mit Kau- und/oder Schluckstörungen und kennen Anzeichen einer stillen Aspiration. • E 20 (BG4) Patient sitzt zum Essen rumpfunterstützt und aufrecht. • E 21 (BG4) Patient kennt die zur Verfügung stehenden eigenen Ressourcen zur Nahrungs- und Flüssigkeitsaufnahme und kann diese nutzen. • E 22 (BG4) Die Nahrungs- und Flüssigkeitsaufnahme ist durch Mundstimulation angebahnt.

4.7 Ausscheidung

Tab. II.4.19: Ausscheidung – Strukturen

	Bedarfsgruppe 1	Bedarfsgruppe 2	Bedarfsgruppe 3	Bedarfsgruppe 4
Personell	S(p) 1 (BG1) mind. 1-jährige pflegerische Ausbildung, wenn fachlicher Kenntnisstand ausreichend ist	S(p) 1 (BG2) mind. 1-jährige pflegerische Ausbildung mit mind. 1-jähriger Berufserfahrung in der Geriatrie, wenn fachlicher Kenntnisstand gesichert ist	S(p) 1 (BG3) 3-jährige pflegerische Ausbildung mit für diese Bedarfsgruppe erforderlichen Kenntnissen	S(p) 1 (BG4) 3-jährige pflegerische Ausbildung mit für diese Bedarfsgruppe erforderlichen Kenntnissen
	S(p) 2 (BG1) weniger qualifizierte Pflegepersonen im Rahmen der Mitwirkung bzw. nach Anleitung	S(p) 2 (BG2) weniger qualifizierte Pflegepersonen im Rahmen der Mitwirkung bzw. nach Anleitung	S(p) 2 (BG3) weniger qualifizierte Pflegepersonen im Rahmen der Mitwirkung bzw. nach Anleitung	S(p) 2 (BG4) weniger qualifizierte Pflegepersonen im Rahmen der Mitwirkung bzw. nach Anleitung
	S(p) 3 (BG1) Schülerin/Auszubildende der Pflegeberufe bzw. Studierende, wenn fachlicher Kenntnisstand ausreichend ist	S(p) 3 (BG2) Schülerin/Auszubildende der Pflegeberufe bzw. Studierende mit gesichertem fachlichen Kenntnisstand, im Erstkontakt nur als mitwirkende Person bei der Versorgung durch eine mind. 3-jährig ausgebildete Pflegende	S(p) 3 (BG3) Schülerin/Auszubildende der Pflegeberufe bzw. Studierende mit gesichertem fachlichen Kenntnisstand, im Erstkontakt nur als mitwirkende Person bei der Versorgung durch eine mind. 3-jährig ausgebildete Pflegende mit für diese Bedarfsgruppe erforderlichen Kenntnissen	S(p) 3 (BG4) Schülerin/Auszubildende der Pflegeberufe bzw. Studierende mit gesichertem fachlichen Kenntnisstand, im Erstkontakt nur als mitwirkende Person bei der Versorgung durch eine mind. 3-jährig ausgebildete Pflegende mit für diese Bedarfsgruppe erforderlichen Kenntnissen
Materiell	• S(m) 1 Screening- und ggf. Assessmentinstrumente nach Hausstandard • S(m) 2 haus- und themenspezifische Pflegestandards • S(m) 3 geeignete Hilfsmittel nach ATP-G- Katalog			

Tab. II.4.20: Ausscheidung – Prozesse

Alle Bedarfsgruppen	Bedarfsgruppe 1	Bedarfsgruppe 2	Bedarfsgruppe 3	Bedarfsgruppe 4
Ressourcen Ressourcen des Patienten werden adäquat eingesetzt, u.a.: • R 1 kognitiver Status • R 2 Hilfsmittel • R 3 Kenntnisse, Fähigkeiten, Fertigkeiten aus Beratungen und/oder Anleitungen und/oder Schulungen	**Ressourcen** Ressourcen des Patienten werden adäquat eingesetzt, u.a.: • R 4 (BG1) freier Stand vor und nach der Miktion/Defäkation, ggf. nur geringe Unterstützung und/oder Umgebungsorientierung	**Ressourcen** Ressourcen des Patienten werden adäquat eingesetzt, u.a.: • R 4 (BG2) freier Stand vor und nach der Miktion/Defäkation, ggf. Unterstützung und/oder Umgebungsorientierung	**Ressourcen** Ressourcen des Patienten werden adäquat eingesetzt, u.a.: • R 4 (BG3) Stand vor und nach der bzw. Sitz zur Miktion/Defäkation mit Unterstützung und/oder Umgebungsorientierung	**Ressourcen** Ressourcen des Patienten werden adäquat eingesetzt, u.a.: • R 4 (BG4) Sitz zur bzw. Hebung des Beckens vor und nach der Miktion/Defäkation mit Unterstützung und/oder Umgebungsorientierung
Problem Individuelle Selbstversorgungsfähigkeit Ausscheidung ist beeinträchtigt	**Problem** …, d. h. einschränkende Faktoren sind schwach vorhanden (ICF: Schädigung leicht ausgeprägt: 5 bis 24 %)	**Problem** …, d. h. einschränkende Faktoren sind mit mittlerem Schweregrad vorhanden (ICF: Schädigung mäßig ausgeprägt: 25 bis 49 %)	**Problem** …, d. h. einschränkende Faktoren sind erheblich vorhanden (ICF: Schädigung erheblich ausgeprägt: 50 bis 95 %)	**Problem** …, d. h. einschränkende Faktoren sind höchstgradig vorhanden (ICF: Schädigung voll ausgeprägt: 96 bis 100 %)

Ziele

- Z 1 Patient setzt eigene Ziele bezüglich Ausscheidung um
- Z 2 individuelle Selbstversorgungsfähigkeit Ausscheidung ist gefördert, erhalten bzw. wiederhergestellt unter Nutzung von eigenen Ressourcen, Hilfsmitteln und/oder personeller Unterstützung
- Z 3 Patient ist motiviert
- Z 4 Inkontinenz- und Dekubitusrisiko sind reduziert

Maßnahmen • M 1 Der spezifische Bedarf des Patienten bezüglich Ausscheiden wird ermittelt. • M 2 Im Rahmen der sensorischen Störungen	**Maßnahmen** • M 9 (BG1) Selbstständige Vor- und Nachbereitung der Ausscheidung inkl. Vor- und Nachbereitung wird gezielt trainiert, ggf. unter	**Maßnahmen** • M 9 (BG2) Selbstständige Vor- und Nachbereitung der Ausscheidung wird gezielt unter Anleitung wiederholt trainiert entsprechend	**Maßnahmen** • M 9 (BG3) Vor- und Nachbereitung der Ausscheidung wird gezielt unter Anleitung angebahnt und/oder wiederholt trainiert	**Maßnahmen** • M 9 (BG4) Vor- und Nachbereitung der Ausscheidung wird professionell unterstützt (Abläufe werden mehrmals Schritt für Schritt durch

Tab. II.4.20: Ausscheidung – Prozesse – Fortsetzung

Alle Bedarfsgruppen	Bedarfsgruppe 1	Bedarfsgruppe 2	Bedarfsgruppe 3	Bedarfsgruppe 4
müssen Ursachen und Faktoren der Inkontinenz erkannt und eingeschätzt werden. Ggf. muss ein Miktionstraining durchgeführt werden. • M 3 Der Patient wird unter Abwägung des Sicherheitsaspektes (z. B. Sturzgefahr) zur Miktion/Defäkation alleine gelassen. Der Patient erhält nach der Miktion/Defäkation ggf. Hilfestellung bei der Intimtoilette. Intimsphäre wird gewahrt. • M 4 Patient wird zur selbstständigen Ausscheidung motiviert und unterstützend geschult. • M 5 Patient nutzt Hilfsmittel zur Ausscheidung und allgemeiner Art (z. B. Patientenruf) situationsgerecht • M 6 Patient wird über die veränderte Situation bei der Ausscheidung informiert und bedarfsgerecht beraten.	Anleitung und entsprechend häuslicher Gegebenheiten/ Gewohnheiten • M 10 (BG1) Der Einsatz von Inkontinenzmaterial erfolgt nach Abstimmung mit dem Patienten. Das Anlegen von Inkontinenzmaterial wird situativ geübt	häuslicher Gegebenheiten/Gewohnheiten unter Beachtung der Sturzgefahr • M 10 (BG2) Der Einsatz von Inkontinenzmaterial erfolgt nach Abstimmung mit dem Patienten. Das Anlegen von Inkontinenzmaterial wird situativ geübt. • M 11 (BG2) Bedarfsgerechter Einbezug pflegerischer Konzepte, z. B. Bobath, Kinästhetik, Fazilitation, Basale Stimulation®, Integrative Validation nach Richard® • M 12 (BG2) Durch gezieltes Führen/Fazilitation werden die vorhandenen Ressourcen stimuliert	bzw. professionell unterstützt entsprechend häuslicher Gegebenheiten/ Gewohnheiten unter Beachtung der Sturzgefahr • M 10 (BG3) Der Einsatz von Inkontinenzmaterial erfolgt nach Abstimmung mit dem Patienten. Das Anlegen von Inkontinenzmaterial wird situativ geübt bzw. übernommen • M 11 (BG3) Bedarfsgerechter Einbezug pflegerischer Konzepte, z. B. Bobath, Kinästhetik, Fazilitation, Basale Stimulation®, Integrative Validation nach Richard® • M 12 (BG3) Durch gezieltes Führen/Fazilitation werden die vorhandenen Ressourcen stimuliert	Führung erlernt und durch Betroffene mehr oder weniger aktiv unterstützt entsprechend häuslicher Gegebenheiten/ Gewohnheiten unter Beachtung der Sturzgefahr • M 10 (BG4) Der Einsatz von Inkontinenzmaterial erfolgt nach Abstimmung mit dem Patienten. Das Anlegen von Inkontinenzmaterial wird situativ geübt bzw. übernommen • M 11 (BG4) Bedarfsgerechter Einbezug pflegerischer Konzepte, z. B. Bobath, Kinästhetik, Fazilitation, Basale Stimulation®, Integrative Validation nach Richard® • M 12 (BG4) Durch gezieltes Führen/Fazilitation werden die vorhandenen Ressourcen stimuliert, aktiviert, neu oder weiter entwickelt, genutzt und stabilisiert

Tab. II.4.20: Ausscheidung – *Prozesse* – Fortsetzung

Alle Bedarfsgruppen	Bedarfsgruppe 1	Bedarfsgruppe 2	Bedarfsgruppe 3	Bedarfsgruppe 4
• M 7 Auf Wunsch des Patienten Bezugspersonen einbeziehen • M 8 Dokumentation der individuellen, durchgeführten Maßnahmen benennen; im Verlauf Veränderungen beschreiben)				

Tab. II.4.21: Ausscheidung – *Ergebnisse*

Alle Bedarfsgruppen	Bedarfsgruppe 1	Bedarfsgruppe 2	Bedarfsgruppe 3	Bedarfsgruppe 4
• E 1 Patient setzt eigene Ziele bezüglich Ausscheidung um. • E 2 Inkontinenz- und Dekubitusrisiko sind reduziert. • E 3 Der spezifische Bedarf des Patienten bezüglich Ausscheidung, z. B. Begleitung zur Toilette, Unterstützung bei der Reinigung nach der Ausscheidung und Verwendung von Inkontinenzmaterialien, ist ermittelt. • E 4 Patient ist entsprechend des Bedarfs bei der Miktion/Defäkation	• E 14 (BG1) Individuelle Selbstversorgungsfähigkeit Ausscheidung ist gefördert, erhalten bzw. wiederhergestellt unter Nutzung von eigenen Ressourcen, Hilfsmitteln oder personeller Unterstützung. • E 15 (BG1) Selbstständige Vor- und Nachbereitung der Ausscheidung ist gezielt trainiert entsprechend häuslicher Gegebenheiten/Gewohnheiten. • E 16 (BG1) Patient nutzt Hilfsmittel zur	• E 14 (BG2) Individuelle Selbstversorgungsfähigkeit Ausscheidung ist gefördert, erhalten bzw. wiederhergestellt unter Nutzung von eigenen Ressourcen, Hilfsmitteln oder personeller Unterstützung. • E 15 (BG2) Selbstständige Vor- und Nachbereitung der Ausscheidung ist gezielt trainiert entsprechend häuslicher Gegebenheiten/Gewohnheiten. • E 16 (BG2) Patient nutzt Hilfsmittel zur	• E 14 (BG3) Selbstversorgungsfähigkeit Ausscheidung ist gefördert bzw. wiederhergestellt unter Nutzung von eigenen Ressourcen, Hilfsmitteln oder personeller Unterstützung. • E 15 (BG3) Vor- und Nachbereitung der Ausscheidung ist gezielt trainiert entsprechend häuslicher Gegebenheiten/Gewohnheiten. • E 16 (BG3) Patient nutzt Hilfsmittel zur Ausscheidung situationsgerecht und sicher.	• E 14 (BG4) Selbstversorgungsfähigkeit Ausscheidung ist gefördert unter Nutzung von eigenen Ressourcen, Hilfsmitteln oder personeller Unterstützung. • E 15 (BG4) Vor- und Nachbereitung der Ausscheidung ist gezielt trainiert entsprechend häuslicher Gegebenheiten/Gewohnheiten. • E 16 (BG4) Patient nutzt Hilfsmittel zur Ausscheidung situationsgerecht. • E 17 (BG4) Patient erkennt und kompensiert sensorische Störungen.

Tab. II.4.21: Ausscheidung – *Ergebnisse* – Fortsetzung

Alle Bedarfsgruppen	Bedarfsgruppe 1	Bedarfsgruppe 2	Bedarfsgruppe 3	Bedarfsgruppe 4
und Intimtoilette unterstützt. • E 5 Das Anlegen des angemessenen Inkontinenzmaterials ist situativ geübt. • E 6 Patient ist zur selbstständigen Ausscheidung motiviert und unterstützend geschult. • E 7 Patient ist über die veränderte Situation bei der Ausscheidung informiert und bedarfsgerecht beraten. • E 8 Patient fühlt sich wohl und selbstbestimmt. • E 9 Die Kontinenz ist gefördert. • E 10 Die Haut ist intakt. • E 11 Bezugspersonen sind auf Wunsch des Patienten einbezogen. • E 12 Dokumentation ist nachvollziehbar und vollständig. • E 13 Alle an der Versorgung Beteiligten erhalten die notwendigen Informationen.	Ausscheidung situationsgerecht und sicher.	Ausscheidung situationsgerecht und sicher. • E 17 (BG2) Patient erkennt und kompensiert sensorische Störungen. • E 18 (BG2) Der Patient kann am sozialen Leben teilhaben.	• E 17 (BG3) Patient erkennt und kompensiert sensorische Störungen. • E 18 (BG3) Der Patient kann am sozialen Leben teilhaben.	• E 18 (BG4) Der Patient kann am sozialen Leben teilhaben.

Teil III
ZERCUR GERIATRIE® Bildungsprogramm

1 Weiterbildungsprogramm ZERCUR GERIATRIE®

Michaela Brooksiek & Kristina Oheim

Die Sicherung und Förderung der Qualität in der Versorgung der Patienten ist heute zu einem zentralen Element in der Gesundheitsversorgung geworden. Von besonderer Bedeutung ist dabei die Qualifikation des Personals. Aus diesem Grund hat der Bundesverband Geriatrie im Jahr 2005 das Weiterbildungskonzept ZERCUR GERIATRIE® entwickelt.

Grundlage bildet der ZERCUR GERIATRIE®-Basislehrgang als professionsübergreifende geriatrische Weiterbildung für alle Mitglieder des geriatrischen Teams. Seit dem Start 2006 ist der ZERCUR GERIATRIE®-Basislehrgang inzwischen zu einem festen Bestandteil der Weiterbildung in der Geriatrie geworden.

Mit der ZERCUR GERIATRIE®-Fachweiterbildung Pflege wurde darauf aufbauend im Jahr 2010 eine praxisnahe und vertiefende Fortsetzung der Basisqualifizierung für Pflegefachkräfte eingeführt.

Seit 2017 gibt es mit der ZERCUR GERIATRIE®-Fachweiterbildung Therapeuten auch für den therapeutischen Bereich des interdisziplinären, multiprofessionellen Teams eine geriatriespezifische Weiterbildung.

Ergänzt wird das Weiterbildungsprogramm ab 2018 durch die Weiterbildung ZERCUR GERIATRIE®-Pflegehelfer, die nun auch den Pflegehelfern die Möglichkeit einer geriatriespezifischen Qualifizierung bietet.

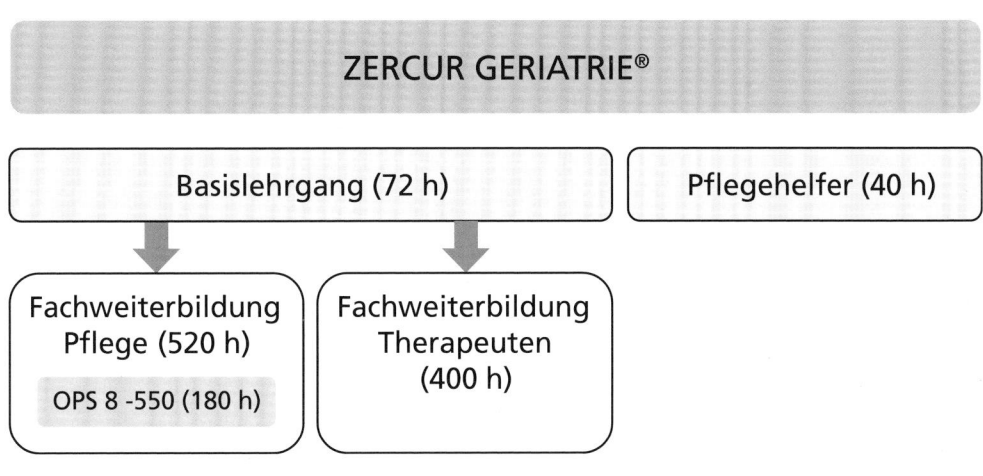

Abb. III.1: ZERCUR GERIATRIE®

1.1 ZERCUR GERIATRIE® – Basislehrgang

Michaela Brooksiek

Der Bundesverband Geriatrie hat 2005 begonnen, mit dem ZERCUR GERIATRIE®-Basislehrgang eine strukturierte Weiterbildung für alle Mitglieder des geriatrischen Teams zu entwickeln. Nach der Pilotphase 2006, an der 7 Mitgliedseinrichtungen des Bundesverbandes teilnahmen, ging die Weiterbildung 2007 offiziell an den Start. Inzwischen ist die Zahl der Kursanbieter bundesweit auf 89 gestiegen. Bis Mitte 2020 haben über 10.500 Teilnehmer diesen Kurs absolviert.

Zielgruppe der Weiterbildung sind alle Mitglieder des geriatrischen Teams. Dazu gehören insbesondere Ärzte, Pflegefachkräfte, Therapeuten, Psychologen, Sozialarbeiter/Sozialpädagogen, Mitarbeiter des Sozialdienstes (mit entsprechender Qualifikation), Dipl.-Gerontologen sowie weitere Angehörige der 3-jährig examinierten »Gesundheitsfachberufe«[1], (außer Hebammen, Orthoptisten, bzw. veterinärmedizinisch-techn. Assistenten).

Durch die interdisziplinäre Zusammenarbeit in einem geriatrischen Team stellt die Arbeit im Bereich der Geriatrie ganz besondere Anforderungen, die in der Ausbildung bzw. beim Einsatz in anderen Indikationsbereichen nicht immer vermittelt werden. Aus diesem Grund steht der Teamgedanke im Mittelpunkt des Lehrgangs. Die Perspektiven der einzelnen Professionen werden besser verstanden und die Teamarbeit kann optimaler gestaltet werden und sich so positiv auf die Qualität von Behandlung und Pflege auswirken. Mit diesem konsequenten interdisziplinären Teamansatz setzt der ZERCUR GERIATRIE®-Basislehrgang ein wichtiges Zeichen und bildet die speziellen Anforderungen an das Personal in der Geriatrie in besonderem Maße ab.

Da es für viele Einrichtungen nur begrenzt möglich ist, Personal in großer Zahl zu zeit- und kostenintensiven Lehrgängen anzumelden, wurde der 72 Stunden umfassende ZERCUR GERIATRIE®-Basislehrgang ganz bewusst als Grundlagenlehrgang entwickelt. Somit bietet er eine sinnvolle Alternative zu anderen, zeitlich oft sehr umfassenden Weiterbildungen für das geriatrische Personal.

In einem überschaubaren zeitlichen Umfang wird hier interdisziplinäres Grundlagenwissen zu wichtigen geriatrischen Themenfeldern wie Ethik, Palliativmedizin, Case Management, Medikamente, Schmerztherapie, Demenz, Depression, Kontinenz, Ernährung, Mobilität, Schlaganfall, Palliativmedizin, u. a. vermittelt. Vor dem Hintergrund einer möglichst hohen Flexibilität, setzt sich der Kurs aus einzelnen Unterrichtsmodulen (8 Tage á 8 Stunden) sowie einem Hospitationstag in einer Mitgliedseinrichtung des Bundesverbandes Geriatrie zusammen. Nach einer Abschlussevaluation – bestehend aus einer Gruppenpräsentation oder einer Klausur – erhalten die Teilnehmer ein vom Bundesverband Geriatrie ausgestelltes Zertifikat.

Durch diesen Aufbau und die vermittelten Inhalte bildet der ZERCUR GERIATRIE®-Basislehrgang auch ein sinnvolles Fundament für die im OPS 8-550/8-98a verbindlich geforderten 180 Stunden »strukturierter curricularer geriatriespezifischer Zusatzqualifikation«.

---

1 Altenpfleger/in, Diätassistent/in, Ergotherapeut/in, Gesundheits- und Kinderkrankenpfleger/in, Gesundheits- und Krankenpfleger/in, Logopäde/Logopädin, Physiotherapeut/in, Rettungsassistent/in, Notfallsanitäter/in, MTA für Funktionsdiagnostik, Med.-techn. Laborassistent/in, Med.-techn. Radiologieassistent/in, PTA, techn. Assistent/in in der Medizin [s. a. Bundesinstitut für Berufsbildung BIBB (2014), Gesundheitsfachberufe im Überblick, Wissenschaftliche Diskussionspapiere, Heft 153, Bonn]

1 Weiterbildungsprogramm ZERCUR GERIATRIE®

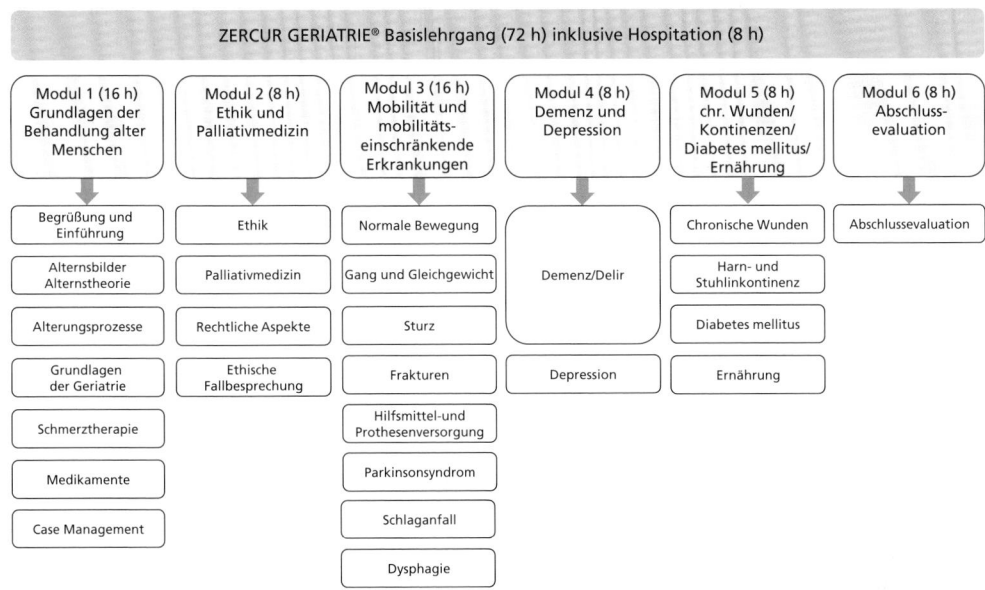

Abb. III.2: ZERCUR GERIATRIE® – Modulübersicht

Jede Mitgliedseinrichtung des Bundesverbandes Geriatrie kann den ZERCUR GERIATRIE®-Basislehrgang ausrichten und ihn – ggf. in Kooperation mit anderen Mitgliedseinrichtungen oder ihrem Bildungsträger – den eigenen Mitarbeitern und/oder Dritten als Weiterbildung anbieten.

Jeder Basislehrgang muss beim Bundesverband Geriatrie gemeldet sein. Die Durchführung vor Ort muss inhaltlich, organisatorisch und insbesondere qualitativ den bundesweiten Vorgaben entsprechen. Dazu wird die konkrete Umsetzung des vorgegebenen Ausbildungsplans kontrolliert. Zudem muss die Qualifikation der jeweils eingesetzten Dozenten nachgewiesen werden. Näheres hierzu regelt ein Handbuch. In diesem sind die Rahmenbedingungen festgelegt; es informiert über die organisatorischen Voraussetzungen sowie über die inhaltlichen Anforderungen und legt diese für die Durchführung des Lehrgangs verbindlich fest.

Die Inhalte der Kurse unterliegen einem regelmäßigen Evaluierungsprozess. Das Curriculum wurde 2017 zum zweiten Mal überarbeitet. Themen, die in der geriatrischen Behandlung an Bedeutung gewonnen haben, wurden ergänzt, andere Inhalte gekürzt oder auch gestrichen.

Weitere Informationen unter: www.bv-geriatrie.de/verbandsarbeit/zercur-geriatrie/basislehrgang

1.2 ZERCUR GERIATRIE® – Pflegehelfer

Michaela Brooksiek

Der zunehmende Fachkräftemangel führt mittlerweile zu einem vermehrten Einsatz von Pflegehelfern mit ein- oder zweijähriger Qualifizierung bzw. Ausbildung. Auch für diese Profession ist geriatrisches Fachwissen im Umgang mit Patienten relevant, jedoch gibt es nur wenige Fort- oder Weiterbildungen, die sich explizit an diese Personengruppe wenden. Aus diesem Grund wurde die Weiterbildung ZERCUR GERIATRIE®-Pflegehelfer durch den Landesverband Geriatrie Sachsen in Kooperation mit dem Bundesverband Geriatrie entwickelt. Sie richtet sich in erster Linie an pflegerische Hilfskräfte, die in der Geriatrie tätig sind oder überwiegend mit geriatrischen Patienten arbeiten.

Mit dieser Weiterbildung soll die pflegerische Arbeit mit theoretischem Grundwissen gestützt, praktische Übung mit Selbsterfahrung kombiniert sowie der gegenseitige Erfahrungsaustausch gefördert werden.

Um die Weiterbildung anbieten zu können, gelten die gleichen Voraussetzungen wie beim ZERCUR GERIATRIE®-Basislehrgang: Jede Mitgliedseinrichtung des Bundesverbandes Geriatrie kann diesen Lehrgang ausrichten und ZERCUR GERIATRIE®-Pflegehelfer – ggf. in Kooperation mit anderen Mitgliedseinrichtungen oder dem Bildungsträger – den eigenen Mitarbeitern und/oder Dritten als Weiterbildung anbieten. Voraussetzung ist jedoch, dass die durch den Bundesverband Geriatrie festgelegten Rahmenbedingungen von der jeweiligen Einrichtung/dem jeweiligen Anbieter eingehalten werden.

Die Weiterbildung umfasst 48 Stunden und gliedert sich in 5 Tage á 8 Stunden theoretischen und praktischen Unterricht sowie einen Hospitationstag. Die theoretischen Anteile spiegeln die Handlungs- und Pflegeschwerpunkte des Konzepts der Aktivierend-therapeutischen Pflege in der Geriatrie wider. Die Unterrichtsinhalte sind gekennzeichnet durch einen hohen Anteil an praktischen Übungen und Selbsterfahrung. Neben den fachlichen Inhalten werden in allen Unterrichtseinheiten auch ethische Grundsätze, Interdisziplinarität sowie Multiprofessionalität vermittelt. Nach Bearbeitung einer schriftlichen Hausarbeit am Ende der Weiterbildung erhalten die Teilnehmer ein vom Bundesverband Geriatrie ausgestelltes Zertifikat.

Tab. III.1: ZERCUR GERIATRIE® – Umfang der Module

Tag	Inhalte	Umfang
1	Grundlagen der Geriatrie	4 UE
	Körperpflege und Kleiden	4 UE
2	Ernährung	4 UE
	Ausscheidung	2 UE
	Hygiene	2 UE
3	Mobilität	8 UE
4	Beziehungsarbeit/Kommunikation	4 UE
	Kommunikationsstörungen	4 UE

Tab. III.1: ZERCUR GERIATRIE® – Umfang der Module – Fortsetzung

Tag	Inhalte	Umfang
5	Typische geriatrische Pflegesituationen	4 UE
	Rechtliche Aspekte	4 UE
6	Hospitationstag in einer geriatrischen stationären Einrichtung	8 UE
	Summe	48 UE

Weitere Informationen unter:
www.bv-geriatrie.de/verbandsarbeit/zercur-geriatrie/zercur-geriarie-pflegehelfer

1.3 ZERCUR GERIATRIE® – Fachweiterbildung Pflege

Kristina Oheim

Nachdem sich der ZERCUR GERIATRIE®-Basislehrgang etabliert hat, wurde durch die Teilnehmer vielfach der Wunsch geäußert, zu spezifischen Themen weitere Vertiefungskurse besuchen zu können. Daraufhin wurde mit der ZERCUR GERIATRIE®-Fachweiterbildung Pflege eine entsprechende vertiefende Fortsetzung der Basisqualifizierung entwickelt.

Die Fachweiterbildung Pflege wurde in Kooperation des Bundesverbandes Geriatrie mit dem Evangelischen Diakonieverein Zehlendorf als geriatriespezifische Weiterbildung speziell für examinierte Pflegefachkräfte konzipiert.

Ziel der Fachweiterbildung Pflege ist es, examinierte Pflegefachkräfte in einer modularisierten Angebotsstruktur für die spezifischen Anforderungen in der Geriatrie, insbesondere im Hinblick auf die Aktivierend-therapeutische Pflege in der Geriatrie, zu qualifizieren. Bis Mitte 2020 haben sich über 1.300 Teilnehmer für die Fachweiterbildung Pflege angemeldet.

Die während der Fachweiterbildung Pflege erworbenen Kenntnisse, Fertigkeiten und Fähigkeiten sind im Rahmen einer Prüfung zum Abschluss der Fachweiterbildung nachzuweisen. Nach erfolgreichem Bestehen der Prüfung der Fachweiterbildung Pflege erhalten die Teilnehmer ein Zertifikat sowie den Abschluss als »ZERCUR Pflegefachkraft Geriatrie« (bis 2017 »Fachpflegekraft Aktivierend-therapeutische Pflege Geriatrie«). Bis Mitte 2020 haben bereits 402 Teilnehmer die Fachweiterbildung Pflege erfolgreich abgeschlossen.

Die Weiterbildung gliedert sich in einen Pflichtbereich und einen Wahlbereich. Aus diesen beiden Kursbereichen sind Module mit einem Umfang von mind. 520 Stunden zu absolvieren.

Der Pflichtbereich beinhaltet die Module ZERCUR GERIATRIE®-Basislehrgang, Aktivierend-therapeutische Pflege in der Geriatrie, Bobath-Grundkurs für Pflegekräfte (BIKA), Basale Stimulation® Basiskurs, Integrative Validation nach Richard® Grundkurs und Kommunikation/Beziehungsarbeit. Darüber hinaus bietet der Pflichtbereich mit den sog. ZERCUR-Aufbaumodulen ein breites Spektrum zu spezifischen geriatrischen Fachthemen. Dies sind zum einen Themen zu verschiedenen geriatrischen Krankheitsbildern, wie die Module »Mobilität/Sturz«, »Chronische Herz-/Kreislauf- und Lungenerkrankungen« oder »Gerontopsychiatrische Grundlagen/Demenz«. Es werden aber auch Themen zur generellen Behandlung geriatrischer Patienten bzw. zur Arbeit im geriatrischen Team vermittelt, z. B. in den Modulen »Kultursensibler Umgang mit Patienten« oder »Medikamente« bzw. »Geriatrische Versorgungsstrukturen/sektorenübergreifendes Arbeiten/Schnittstellen« oder »Prävention und Nachsorge«.

Die Anmeldung zur Fachweiterbildung Pflege erfolgt bei der Geschäftsstelle ZERCUR Fachweiterbildungen des Bundesverbandes Geriatrie. Voraussetzung für die Anmeldung zur Fachweiterbildung ist eine mindestens 6-monatige Berufspraxis in einer geriatrischen Einrichtung. Zudem wird für die Anmeldung zur Fachweiterbildung Pflege zunächst die Teilnahme am bzw. verbindliche Anmeldung zum ZERCUR GERIATRIE®-Basislehrgang vorausgesetzt. Darüber hinaus ist bei der Anmeldung die Erlaubnis zum Führen der staatlich anerkannten Berufsbezeichnung nachzuweisen.

Die in der Fachweiterbildung Pflege zu absolvierenden Module werden bundesweit durch verschiedene Bildungs-Akademien bzw. Weiterbildungsträger angeboten. Für die Teilnahme ist eine separate Anmeldung beim Kursanbieter vor Ort erforderlich. Die ZERCUR-Aufbaumodule, die Module ATP-G sowie Kommunikation/Beziehungsarbeit werden im Rahmen einer Teilnahme an der Fachweiterbildung Pflege nur anerkannt, wenn sie bei Bildungsanbietern absolviert wurden, die hierzu von der Geschäftsstelle ZERCUR-Fachweiterbildungen lizensiert wurden. Die Durchführung dieser Module muss inhaltlich und organisatorisch den Vorgaben des Handbuchs FWB Pflege entsprechen. Damit wird eine einheitliche Qualität der angebotenen Module sichergestellt. Die Lizenz wird durch die Geschäftsstelle der Fachweiterbildung Pflege vergeben.

Alle weiteren Module des Curriculums (Bsp. Bobath, Integrative Validation nach Richard®, Basale Stimulation®, Kinaesthetics etc.) sind nicht lizenzpflichtig, müssen aber den Vorgaben der jeweiligen Verbände entsprechen und können auch bei anderen Bildungsanbietern absolviert werden.

Module, die bereits vor einer Anmeldung zur Teilnahme an der Fachweiterbildung abgeschlossen wurden, können max. 5 Jahre rückwirkend anerkannt werden.

Um den Anforderungen des OPS 8-550/8-98a gerecht zu werden, erhalten die Teilnehmer der Fachweiterbildung Pflege bei Erreichen von 180 Stunden Weiterbildung vom Bundesverband Geriatrie eine Bescheinigung über den Erwerb einer geriatriespezifischen curricularen Zusatzqualifikation gemäß OPS 8-550/OPS 8-98a. Stunden, die durch Anerkennung der Berufspraxis erworben wurden, werden hierbei nicht mit angerechnet.

Die Qualität der Fachweiterbildung Pflege wird durch einen regelmäßigen Evaluierungsprozess sichergestellt.

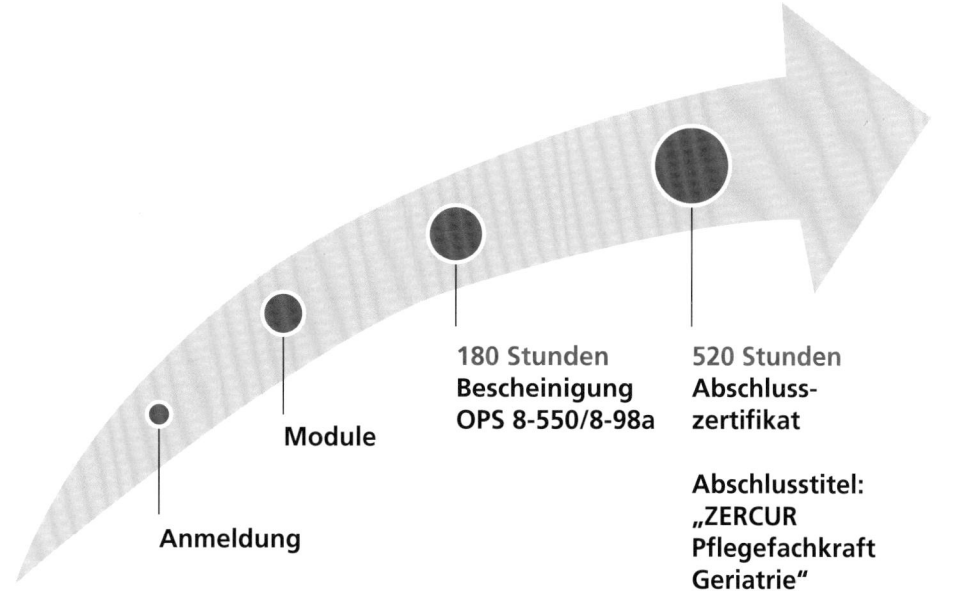

Abb. III.3: ZERCUR GERIATRIE® – Ablauf

Weitere Informationen unter:
www.bv-geriatrie.de/verbandsarbeit/zercur-geriatrie/fachweiterbildung-pflege

1.4 ZERCUR GERIATRIE® – Fachweiterbildung Therapeuten

Kristina Oheim

Seit 2017 gibt es mit der ZERCUR GERIATRIE®-Fachweiterbildung Therapeuten auch für den therapeutischen Bereich des interdisziplinären, multiprofessionellen Teams eine geriatriespezifische Weiterbildung. Die ZERCUR GERIATRIE®-Fachweiterbildung Therapeuten richtet sich an alle Therapeuten aus den Bereichen Physiotherapie, Ergotherapie und Logopädie, die in Geriatrien tätig sind oder überwiegend mit geriatrischen Patienten arbeiten. Bis Mitte 2020 sind bereits 63 Teilnehmer zur Fachweiterbildung Therapeuten angemeldet. Und bereits vier Therapeuten haben die Prüfung erfolgreich bestanden.

Neben dem Erwerb geriatriespezifischen Fachwissens steht bei dieser Weiterbildung auch der Vernetzungsgedanke für die Bereiche Physiotherapie, Ergotherapie und Logopädie im Mittelpunkt. Im Hinblick auf den interdisziplinären Behandlungsansatz der Geriatrie besteht somit die Möglichkeit, die Arbeit der anderen Therapiebereiche besser kennenzulernen und das Erlernte bei der eigenen Therapiearbeit mit dem Patienten einzubringen und so den Behandlungserfolg weiter zu optimieren.

Nach erfolgreichem Bestehen der Prüfung erhalten die Teilnehmer ein Zertifikat sowie den Abschlusstitel »ZERCUR Fachtherapeut Geriatrie«.

Die Weiterbildung gliedert sich in einen Pflichtbereich und einen Wahlbereich. Aus diesen beiden Kursbereichen sind Module mit einem Umfang von 400 Stunden zu absolvieren. Bereits durchgeführte Module können ggf. anerkannt werden (z. B. Bobath oder F. O. T. T.).

Die ZERCUR-Aufbaumodule der Fachweiterbildung Therapeuten werden von lizensierten Akademien und Bildungsträgern angeboten. Die Durchführung der Module muss inhaltlich und organisatorisch den bundesweiten Vorgaben entsprechen. Damit wird eine einheitliche Qualität der angebotenen Module sichergestellt. Die Lizenz wird durch die Geschäftsstelle ZERCUR Fachweiterbildungen vergeben.

Die Anmeldung zur ZERCUR GERIATRIE®-Fachweiterbildung Therapeuten erfolgt bei der Geschäftsstelle ZERCUR Fachweiterbildungen des Bundesverbandes Geriatrie.

Voraussetzung zur Teilnahme ist die Erlaubnis zum Führen einer staatlich anerkannten Berufsbezeichnung als:

- Physiotherapeut/Krankengymnast
- Ergotherapeut
- Logopäde
- Sprachtherapeut
- Atem-, Sprech- und Stimmlehrer (Schule Schlaffhorst-Andersen)

Des Weiteren ist auch hier ein Nachweis über die Teilnahme am bzw. die verbindliche Anmeldung zum ZERCUR GERIATRIE®-Basislehrgang erforderlich. Ferner ist eine vollzeitige Berufserfahrung im Umgang mit geriatrischen Patienten von mindestens 6 Monaten Voraussetzung.

Nähere Informationen unter:
http://www.bv-geriatrie.de/verbandsarbeit/zercur-geriatrie/fachweiterbildung-therapeuten
Kontakt:
Bundesverband Geriatrie e. V.
Michaela Brooksiek
Reinickendorfer Straße 61
13347 Berlin
Fon: 030. 339 88 76-13/-12
Fax: 030. 339 88 76-20
Email: zercur@bv-geriatrie.de

1.5 Weiterbildungskonzept ZERCUR GERIATRIE® – Weiterentwicklung

Zum geriatrischen multiprofessionellen Team gehören weitere Berufsgruppen, für die aktuell noch keine strukturierte, curriculare, geriatriespezifische Weiterbildung existiert. Gleichzeitig rücken im deutschen Gesundheitswesen verschiedene Themen stärker in den Focus, beispielsweise sektorenübergreifende Versorgungskonzepte bzw. die weitere Professionalisierung unterschiedlicher Berufsgruppen.

Für solche Entwicklungen werden Bildungsangebote benötigt. Aktuell wird beim Bundesverband Geriatrie e.V. an einem Weiterbildungskurs zur Thematik Entlassmanagement gearbeitet. Fachweiterbildungen für die Berufsfelder Soziale Arbeit / Sozialdienst und Psychologie sind zukünftig ebenso denkbar. Über die aktuellen Entwicklungen informiert der Bundesverband Geriatrie e.V. über die Website.

Die Autorinnen, der Autor

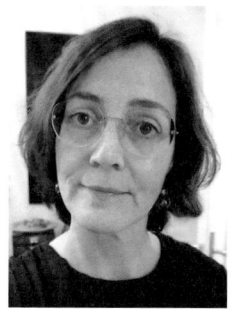

Michaela Brooksiek, Dipl.-Päd. mit dem Schwerpunkt Erwachsenenbildung und berufliche Weiterbildung, seit 2006 beim Bundesverband Geriatrie e. V. beschäftigt, betreut dort das Aufgabengebiet ZERCUR GERIATRIE®. Hier ist sie neben der administrativen Betreuung auch für die Weiterentwicklung und die Steuerung und Koordinierung der damit verbundenen Prozesse zuständig.

Andrea Kuphal, siehe S. 2

Carsten Klein, Rechtsanwalt, Schwerpunkt Medizin- und Gesundheitsrecht, 2012 bis 2017 juristischer Referent des Bundesverband Geriatrie e. V., dort u. a. für Krankenhausfinanzierungsrecht und kodierrechtliche Fragen verantwortlich, Dozententätigkeiten für ZERCUR GERIATRIE®, 2014 Absolvierung Fachanwaltslehrgang Medizinrecht, seit 2017 im Gesundheits-, Vergabe- und Qualitätssicherungsbereich tätig.

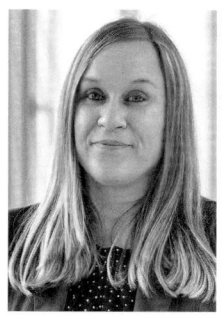

Katharina Schuhmann (geb. Rauschenbach), B. A. Pflegewissenschaft, Gesundheits- und Krankenpflegerin, Pflegedienstleitung Sana Klinik Zwenkau und Sana Geriatriezentrum Zwenkau, stellv. Pflegedienstleitung Sana Klinik Borna.

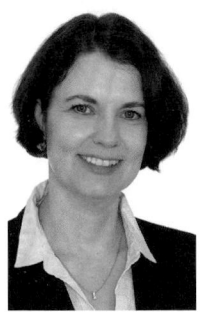

Kristina Oheim, Assessorin juris, Volljuristin, 2009 bis 2019 Referentin beim Bundesverband Geriatrie e. V., u. a. mit den Schwerpunkten Krankenhausrecht, Krankenhausfinanzierungsrecht, kodierrechtliche Fragen, medizinische Rehabilitation. Langjährige Betreuung und Weiterentwicklung der ZERCUR GERIATRIE® – Fachweiterbildung. Seit Ende 2019 Referentin im Dezernat Medizin I der Deutschen Krankenhausgesellschaft.

Stichwortverzeichnis

A

Abweichungen
– müssen zusätzlich festgehalten werden 43
Aktivierend-therapeutische Pflege 31
Aktualisierung 34
alle definierten und sinnvollen Angaben zur pflegerischen Arbeit sind festzuhalten 20
An- und Auskleiden 24
Arbeitsgrundlage 44
ATP-G-Konzept
– handlungsleitend 43
Aufbewahrungsfristen 12
aufzuzeichnende Inhalte 12
Ausscheidung 25

B

Basisqualifizierung
– vertiefende Fortsetzung der 91
Bedürfnisse 36
Bedürfnisse, Bedarfe, Erfordernisse
– wichtiger als Befolgung von Standards 45
Begriffskomplex
– jeder einzelne eindeutig darstellbar 47
Begriffskomplexe
– Anordnung der 47
Behandlung und Versorgung
– gleichartige 35
Behandlungsvertrag 12
Bescheinigung 92
Bewegungsprotokoll 24
Beziehungsarbeit 23
Blockade 39
Bobath-Konzept 24

D

Danksagung 47
Dokumentation 11, 29
– anhand standardisierter Vorgaben 43
– elementarer Baustein pflegerischer Arbeit 19
– weiterer Grund für die 12
Dokumentation als berufliche Aufgabe
– im Bundesland Bremen 17
– im Bundesland Hamburg 18
– im Bundesland Rheinland-Pfalz 19
– im Bundesland Saarland 18
– im Bundesland Sachsen 18
Dokumentation als vorbehaltene Aufgabe 16
Dokumentation im pflegerischen Bericht
– kurz und prägnant 23
Dokumentation in den Ausbildungen Gesundheits- und Krankenpflege sowie Gesundheits- und Kinderkrankenpflege 13
Dokumentation in der Ausbildung Altenpflege 14
Dokumentation in der generalistischen Pflegeausbildung zur Pflegefachfrau/zum Pflegefachmann bzw. Gesundheits- und Krankenpflege sowie Altenpflege ab 2020 14

E

Einbezug der Mitarbeiter 40
Empfehlung
– für die Praxis 44
Entscheidungsunterstützung 43
Entwicklungen
– fördern und fordern 35
Erfahrungsaustausch 90
Ernährung 25
Etablierung 37
Experten
– Einbeziehung von 40

F

Fachpflegekraft Aktivierend-therapeutische Pflege Geriatrie 91
Fortbildungen
– passgenaue 40
Führungskraft
– positive Rolle der 40

G

gemeinsames Interesse 39
geriatriespezifisches Pflegekonzept 25
Gliederung
– in Anlehnung an den Pflegeprozess 46
– in Anlehnung an die Qualitätsdimensionen nach Donabedian 46
– nach Bedarfsgruppen entsprechend des ATP-G-Konzepts 46
Grad
– der Anwendbarkeit 36
– der Beobachtbarkeit 36
– der Übereinstimmung mit den Erfahrungen 36
– des relativen Vorteils 36
Grund- und Behandlungspflege
– Unterscheidung zwischen 31
Grundlagenwissen
– interdisziplinäres 88
Grundwissen
– theoretisches 90

H

haftungsrechtliche Sicht 30
Handlungs- und Pflegeschwerpunkte
– der Aktiverend-therapeutischen Pflege 43
Handlungsempfehlungen
– durch Pflegestandards beschrieben 35
Handzeichen, Kürzel oder Unterschrift
– Zuordnung der Dokumentation muss gewährleistet sein 22

I

immer so
– Vermutung – keine Dokumentation von Gewöhnlichkeiten 20
Implementierung 36
Implementierungsprozess
– positiv beeinflussen 35
individualisierte Umsetzung des Pflegeprozesses entscheidend
– auf Patienten abgestimmt 45
Individualisierung
– auf einen bestimmten Patienten 45
Individualität
– beibehalten und fördern 35
Informationsflut
– wächst im Krankenhaus 33
Initiierung 36

Innovation 37
– Bedarf für 37
– blockierte 38
– entwickelt sich nach Konsolidierung nicht weiter 38
Innovationsschub, Stagnation und erneuter Innovationsschub 38
Innovationsverlauf
– Barrieren und Widerstände 38
Instrument zur Qualitätssicherung 34
interdisziplinäre Zusammenarbeit 39
Internationale Klassifikation der Funktionsfähigkeit, Behinderung und Gesundheit
– Beurteilungsmerkmale nach 46
interpretierbar
– unterschiedlich 35

K

Kommunikationskultur
– gefordert 37
Körperpflege 24

L

Leistungsniveau
– messbar 34
leistungsrechtliche Sicht 30
Lösung eines Problems
– Standard zeigt bestmögliche aber nicht einzige 35
lückenlose Dokumentation 20

M

Mitarbeiterinformation 40
Motivationsschub 37
Musterpflegestandards 44
– machen ATP-G-Katalog handhabbar 43
– weder Expertenstandards noch einrichtungsspezifische Pflegerichtlinien 43
musterpflegestandardübergreifend 47

N

Nachhaltigkeit 38
Nachvollziehbarkeit der Eintragungen 12
Notwendigkeit 37

nummeriert
- spezifisch 46

P

Partizipation
- der Mitarbeiter 39
Patientendokumentation 11
Patientendokumentation laut BGB 12
Pflegedokumentation 11
- vereinheitlicht 34
Pflegehelfer
- mit ein- oder zweijähriger Qualifizierung bzw. Ausbildung 90
Pflegestandards
- einrichtungsspezifische 44
- verbessern die Patientenversorgung nicht automatisch 33
Pflegestandards sind Arbeitsinstrumente 30
Pflegevisiten 40
Pflicht und Bestandteil einer fachgerechten Behandlung 29
praktische Übung
- mit Selbsterfahrung 90
professionell Pflegende 35
Prozess der Veränderung 39

Q

Qualifikation 87
Qualitätsverbesserung und -sicherung 45

R

Rechtliche Rahmenbedingungen für die Verwendung von Pflegestandards 30
Regeln
- aufstellen 34
Ressourcenklärung 40
richtiger Zeitpunkt zur Dokumentation 21
Routine 37
Rückentwicklung 39

S

Scheitern des Prozesses 39
Schwierigkeitsgrad der Anwendung 36
sinnvolle und nachvollziehbare Dokumentation 20
Stabilität im Pflegeteam 39

Stagnation 39
Standards
- als Erinnerungshilfe 34
- als Wegweiser 34
- Denken anregen und fördern 35
- sowohl nützlich als auch gefährlich 34

T

Teamgedanke
- im Mittelpunkt 88
Therapeuten
- aus den Bereichen Physiotherapie, Ergotherapie, Logopädie 93

U

Unsicherheit
- durch zu schnelle Umsetzung 37

V

Verbindlichkeiten
- verschiedene 35
Verwendung von Fachtermini
- unerlässlich 23
Vorgaben
- keine 32

W

wann und wo dokumentieren 12
Weiterbildung
- 180 Stunden 92
- strukturierte, für alle Mitglieder des geriatrischen Teams 88
wer dokumentiert 12
Wertevorstellungen 36
wie ist zu dokumentieren 32
wissenschaftliche Erkenntnisse 34

Z

ZERCUR Fachtherapeut Geriatrie 94
ZERCUR GERIATRIE®
- Basislehrgang 88
- Fachweiterbildung Pflege 91
- Fachweiterbildung Therapeuten 93

- Pflegehelfer 87
ZERCUR Pflegefachkraft Geriatrie 91
Ziele
- widersprüchliche 35
Zielgruppe

- der Weiterbildung: alle Mitglieder des geriatrischen Teams 88
Zusatzqualifikation
- strukturierte curriculare geriatriespezifische 88